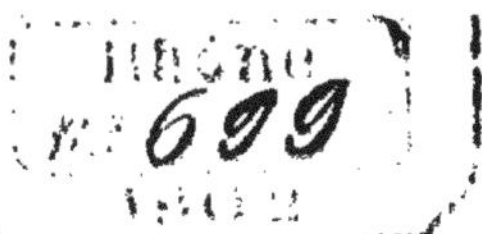

Dr André DRIAUCOURT

DES DIVERS PROCÉDÉS OPÉRATOIRES

DANS LE

TRAITEMENT des Kystes de la Rate

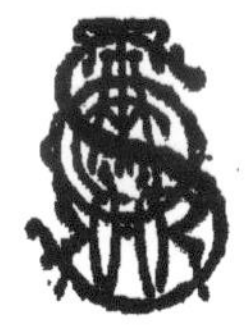

LYON

A. STORCK & Cie, IMPRIMEURS-ÉDITEURS

PARIS, 16, Rue de Condé, près l'Odéon

1902

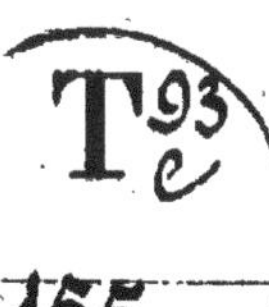

Dr André DRIAUCOURT

DES DIVERS PROCÉDÉS OPÉRATOIRES

DANS LE

TRAITEMENT

des Kystes de la Rate

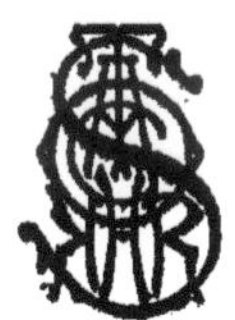

LYON

A. STORCK & Cie, IMPRIMEURS-ÉDITEURS

PARIS, 16, Rue de Condé, près l'Odéon

1902

MEIS

ET

AMICIS

A MON PRÉSIDENT DE THÈSE

M. le Professeur M. POLLOSSON

Professeur de Médecine opératoire,
Chirurgien-Major de l'Hôtel-Dieu.

A M. le Professeur agrégé AUG. POLLOSSON

Chirurgien des hôpitaux.

INTRODUCTION

L'observation qui a servi de point de départ à notre travail est celle d'une femme atteinte d'un kyste de la rate qu'il nous a été donné d'examiner dans le service de M. le professeur agrégé Aug. Pollosson à l'hôpital de la Charité. Bien que, concernant la nature du kyste, le diagnostic n'ait pu être porté d'une manière absolue, nous croyons cependant pouvoir ranger cette observation dans la catégorie des kystes hydatiques. D'ailleurs notre but n'est pas d'étudier les kystes spléniques au point de vue de leur nature ou de leur pathogénie. Nous nous proposons uniquement d'établir un parallèle entre les divers modes de traitements chirurgicaux qui ont été et sont mis en œuvre pour aboutir à la guérison, espérant ainsi pouvoir arriver à porter un jugement sûr et précis sur la valeur de chacun d'eux.

L'idée première de ce travail revient à M. le professeur agrégé Aug. Pollosson, et nous sommes heureux de pouvoir lui adresser ici nos plus sincères remerciements pour la grande bienveillance qu'il nous a toujours témoignée et pour les conseils qu'il a bien voulu nous donner.

M. le professeur Maurice Pollosson, nous fait le grand

honneur d'accepter la présidence de notre thèse; nous le prions de croire à notre entière gratitude.

Nous tenons égalemen, a adresser nos remerciements à nos anciens maitres de la Faculté de Nancy dont l'amabilité fut constante à notre égard.

Les tumeurs kystiques que l'on rencontre au niveau de la rate peuvent être rangées en trois catégories : les kystes dermoïdes, les kystes simples ou séro-sanguins, ies kystes hydatiques. Ces tumeurs, quel que soit le groupe auquel elles appartiennent constituent des affections rares. Mais, alors que cette rareté est extrême pour les kystes dermoïdes dont on ne connait qu'un cas relaté par Andral, elle devient moins grande déjà lorsqu'il est question des kystes dits simples ou séro-sanguins, et est moins accusée encore s'il s'agit des kystes hydatiques. Ces derniers, en effet, représentent les cas les plus fréquemment observés.

De nombreux et importants travaux furent déjà faits sur cette question. Dans une publication parue dans la *Revue de chirurgie de Paris*, en 1894, M. Trinkler, de la Faculté de Karkof, rapporta toutes les observations de kystes hydatiques connues jusqu'en 1891. En 1897, Vanverts prit pour sujet de sa thèse inaugurale *La splénectomie*. Mais c'est surtout à Bordeaux que des recherches multiples furent faites sur cette question.

Aussi, reprenant cette étude du traitement des kystes de la rate, n'avons-nous pas eu la prétention d'apporter ici un appoint considérable à la science. Mais nous avon pensé qu'une observation de plus lors qu'il s'agit de faits relativement rares, ne nuirait pas à l'échafaudage encor si récent de la thérapeutique chirurgicale de la rate. D'autre part, si nous avons pu faire œuvre utile en condensant en une revue d'ensemble tous les traitements visant la guérison d'une affection par trop souvent rebelle, nous nous estimerons satisfait.

Le Dentu, dans son *Traité de chirurgie*, classe les divers traitements des kystes spléniques en cinq groupes :

La ponction simple.
La ponction suivie d'injections modificatrices.
L'incision ou la marsupialisation.
L'extirpation du kyste.
La splénectomie totale.

Nous conserverons cette même classification, réunissant en un même chapitre les diverses ponctions et faisant rentrer dans le groupe de la marsupialisation. l'opération pratiquée par M. le professeur agrégé Auguste Polloson sur la femme examinée par nous et qui n'est autre que l'incision du kyste accompagnée d'une contre-ouverture lombaire.

Nous étudierons donc successivement ces divers modes de traitement, les comparant entre eux tant au point de vue de leurs résultats immédiats qu'au point de vue de leurs suites éloignées, et cela sans distinction aucune de la nature du kyste. Celle-ci, en effet, n'influe pas sur la thérapeutique, et les kystes de la rate, bien que différents au point de vue de leur développement et de leurs caractères anatomiques, sont tous justiciables des mêmes interventions chirurgicales.

Mais, avant de songer à intervenir, il faut se demander tout d'abord si l'intervention est justifiée, s'il n'existe pas des cas de guérisons spontanées et si par conséquent l'expectative elle-même n'est pas un mode de traitement. Aussi, avant d'aborder l'étude des diverses opérations qui peuvent être tentées sur la rate dans le but d'obtenir la guérison des tumeurs kystiques, allons-nous consacrer notre chapitre premier à l'étude de l'évolution spontanée des kystes et voir si, dans la conduite thérapeutique a suivre, il y a lieu de tenir compte des terminaisons heureuses, vers lesquelles peut tendre parfois la marche naturelle de l'affection.

Tel est donc le but de notre travail : passer en revue les divers traitements chirurgicaux destinés à combattre les kystes hydatiques, essayer de faire ressortir d'une façon nette et précise les avantages et les inconvénients de chacun d'eux, et enfin voir s'il est un procédé véritablement efficace et supérieur que l'on doive préconiser à l'exclusion de tous les autres ou, si, au contraire, tous les modes d'intervention sont justifiés, le chirurgien se basant, pour le choix de l'opération, sur les caractères de la tumeur et l'état général du malade.

CHAPITRE PREMIER

Cas d'évolution spontanée des kystes spléniques.

La guérison spontanée des kystes de la rate est extrêmement rare. Livrés à eux-mêmes, ces kystes ont en général une terminaison funeste.

Pendant longtemps, ils peuvent évoluer sans amener dans l'existence du malade des troubles bien appréciables. Leur début, d'ailleurs, est toujours insidieux et, dans la grande majorité des cas, le chirurgien n'est consulté que lorsque déjà une tumeur assez volumineuse est apparue dans le flanc gauche. Mais si cette période initiale n'est jamais remarquée, il n'en est pas moins vrai qu'une fois constitué le kyste splénique, quelle que soit sa nature, n'a aucune tendance à régresser et à disparaître spontanément. En général, il suit une marche progressive ; parfois même son accroissement est rapide et détermine alors des troubles graves causés par la compression des organes voisins.

Il ne faut donc pas se fier à l'allure longtemps bénigne de l'affection pour porter un pronostic favorable ; d'une façon générale, on peut dire qu'abandonné à lui-même le kyste de la rate conduit fatalement à la mort et cela dans un délai plus ou moins rapide, suivant les cas. Aussi, alors même que pour intervenir il n'y a aucune indication pressante, ne doit-on pas se faire illusion sur l'évolution de la maladie, mais chercher à s'en rendre maitre par un traitement énergique, dès que le diagnostic a pu en être porté d'une façon à peu près certaine. Il est certains cas où l'intervention même ne se discute pas; c'est lorsque le malade est en proie à des douleurs violentes, à une dyspnée considérable, ou encore que des troubles gastriques ou d'infection générale viennent mettre sa vie en danger.

Pour bien nous pénétrer de la nécessité qu'il y a d'opérer les kystes spléniques, aussi bien ceux dont l'allure est lente et insidieuse, que ceux dont l'évolution s'accompagne d'accidents graves, nous n'avons qu'à lire les diverses observations que renferme la littérature médicale. Nous verrons alors que ces affections, évoluant librement, sont loin d'aboutir à une terminaison heureuse. Le plus souvent, pour ne pas dire toujours, la mort en est la conséquence et cela, quelle qu'ait été la marche suivie par le kyste. Les tumeurs kystiques de la rate, en effet, ne se terminent pas toutes spontanément suivant une seule et même modalité et les diverses variétés d'évolution peuvent être classées de la façon suivante :

1° Accidents locaux et de voisinage.

a) Ouverture et évacuation du kyste dans les organes voisins ou au dehors.

b) Suppuration du kyste.

c) Accroissement considérable du kyste. Compression des organes voisins amenant troubles de la nutrition, cachexie et mort.

2° Accidents généraux.
(se produisant dans les cas de kystes hydatiques).

Généralisation kystique et mort.

Étudions successivement chacune de ces terminaisons :

1°. — Accidents locaux et de voisinage. — a) *Ouverture et évacuation du kyste dans les organes voisins ou au dehors.* — Au fur et à mesure que le kyste se développe, les organes voisins subissent une compression de plus en plus grande et cette compression arrive à produire sur eux une sorte d'usure. C'est ainsi que s'expliquent les évacuations dans la plèvre, le poumon, le rein, l'intestin. Ce même processus rend compte également de la marche plus ou moins complète du kyste vers l'extérieur. L'irritation de voisinage détermine de petites péritonites locales, lesquelles aboutissent à la formation d'adhérences plus ou moins nombreuses. Un travail ulcératif ou le développement même de la tumeur kystique amène la perforation.

Les adhérences de la rate se font le plus souvent avec le diaphragme ; Cras, dans sa thèse inaugurale (Bordeaux), en rapporte cinq observations. Puis, par ordre de fréquence, viennent celles qui se forment avec le foie, la paroi abdominale, l'estomac, le rein, l'intestin.

L'ouverture du kyste dans la cavité péritonéale est rare, justement à cause des adhérences qui se forment. Ces dernières, en effet, arrivent à constituer une barrière infranchissable pour le contenu kystique, isolant complètement la rate de la cavité abdominale. On connait cependant une observation de ce genre rapportée par Lenoël (thèse de Paris) et dont, on le pense bien, la mort fut la conséquence inévitable.

Consécutivement à son ouverture, le kyste peut regresser ; mais le plus souvent il n'en est pas ainsi ; ses parois ont déjà subi la transformation calcaire et par suite, n'ont plus l'élasticité suffisante pour revenir sur elles-mêmes. Il persiste alors une vaste poche n'ayant aucune tendance à se combler, et dans laquelle apparaît le plus souvent une suppuration secondaire.

L'évacuation spontanée du kyste par les bronches ou par l'intestin est une des plus heureuses terminaisons; c'est le meilleur processus de guérison, sinon l'unique; la marche de la tumeur kystique vers l'extérieur ne pouvant être considérée que comme une évolution des plus exceptionnelles. L'ouverture se fait-elle dans les bronches? Le malade est pris subitement d'une toux violente; il a une vomique et rejette ainsi le contenu de son kyste. La rupture se produit-elle dans l'intestin? Le liquide est évacué par les selles et on peut, s'il s'agit d'hydatides, y déceler la présence de vésicules ou de crochets. A la suite de cette évacuation la poche kystique peut se combler petit à petit et ainsi la guérison est obtenue. Mais ce sont là des terminaisons heureuses trop rares pour qu'on ait le droit de compter, d'une façon constante, sur leur réalisation.

Le plus souvent, en effet, alors même que le kyste emprunte la voie des bronches ou de l'intestin, pour évacuer son contenu, la mort survient. C'est ce qui s'est produit dans l'observation citée par Lainé dans sa thése inaugurale et empruntée à la *Gazette des hopitaux* de 1870.

Voici cette observation résumée :

OBSERVATION I

Kyste hydatique de la Rate s'étant vidé par les bronches.
(*Gazette des hôpitaux* 1870. In Lainé, thèse de Paris 1889)

L... agé de trente-un ans, fondeur, entre à l'hopital en 1850 et meurt le 24 Janvier 1851.[1]

En tête de l'observation nous trouvons : hémiplégie gauche, affection chronique organique du cœur, rétrécissement et insuffisance de l'orifice auriculo-ventriculaire gauche : pleuro-pneumonie ; diarrhée, vomissements, mort.

Le malade, étant donc dans ce service depuis le 8 octobre pour une hémiplégie gauche, avec lésion du cœur, eut quelques accidents nouveaux.

Le 9 décembre, à gauche, en arrière, on entendit un souffle énorme dans toute la hauteur du poumon. Le lendemain, le son est revenu dans le tiers supérieur au moins. En bas la matité reste presque absolue à partir de la fosse sous-épineuse. Le souffle est toujours très large, comme métallique et presque amphorique, tout à fait superficiel ; le retentissement de la voix est éclatant, trente respirations par minute.

Les râles muqueux éclatants, constatés la veille et même le matin ont disparu. Inappétence, pas de selles depuis trois jours. Ventre assez souple d'ailleurs, peu développé.

Le vase renferme quelques crachats opaques, purulents, non aérés, avec des traces d'un mélange de sang altéré, couleur lie de vin (on diagnostique une pneumonie). Fièvre.

13 décembre. — En avant, à gauche, on entend la respiration dans la moitié supérieure, mais elle est rude, légèrement bronchique, et mêlée de quelques râles sous-crépitants et de bruits de soupape. Vers la région précordiale, on entend en outre, surtout dans l'inspiration, des froissements pleuraux. Dans le voisinage de l'aisselle, la respiration commence à deve-

nir soufflante et le souffle se prononce d'autant plus qu'on se rapproche davantage des parties déclives.

En arrière le souffle conserve les mêmes caractères précédemment décrits.

A l'inspiration, râles sous-crépitants plus ou moins gros, analogues à des gargouillements. Voix retentit comme une trompette. La matité s'arrête à la fosse sous-épineuse; au-dessus, la sonorité est assez bonne, de même qu'en avant

Crachats purulents, jaunâtres, opaques.

14 décembre, soir. — La fièvre est tombée.

En avant, à gauche même résonnance; pas de râles. En arrière toujours souffle et matité. On entend dans chaque inspiration des bulles qui éclatent comme dans une grande caverne. Le crachoir renferme avec deux crachats opaques, des débris d'une substance analogue à du blanc d'œuf cuit, mais qui placés sous l'eau se montrent formés d'un certain nombre de feuillets emboités, sans apparence d'organisation. Il est évident que ce sont des débris d'hydatide.

26 décembre. — Pas de chaleur fébrile. Le souffle a diminué et le gargouillement est presque nul.

9 janvier. — Le souffle a encore diminué.

14 janvier. — Souffle et retentissement de la voix.

23 janvier. — Le malade est plus oppressé que la veille et se plaint de ne pouvoir uriner. Il a eu des vomissements bilieux, obsédants. Le pouls est très fréquent et petit. La région hypogastrique rend un son mat jusque vers l'ombilic; cependant la sonde introduite dans la vessie, ne retire qu'une très petite quantité d'urine. Le ventre est tendu et douloureux partout à la pression.

Dans la nuit, les vomissements se reproduisent et le malade tombe dans le plus profond affaissement.

Il meurt le 24.

Autopsie. — Les poumons et particulièrement le gauche présentent de la splénisation.

Le poumon gauche présente, en outre, une plaque fibro-celluleuse très bien organisée et assez épaisse autour de son lobe inférieur.

On constate au cœur les lésions diagnostiquées pendant la vie.

Le péritoine est rempli d'une sérosité louche qui, à la fin de l'écoulement, se transforme en pus mal lié, hétérogène, renfermant une énorme quantité de flocons albumineux, fibrineux, opaques et mous ou diffluents. Quelques-uns sont nuancés de rose lie de vin. Le foie, les reins sont sensiblement normaux.

La rate est creusée en son milieu d'une vaste caverne remplie d'ichor lie de vin foncée et de flocons de tissu brun, noirâtre qui paraissent n'être que le parenchyme de l'organe frappé de sphacèle; les parois de la caverne sont en partie constituées par le pancréas, l'atmosphère celluleuse du rein, le diaphragme et l'épiploon gastro-splénique.

D'après cette observation, il n'est pas douteux que la poche kystique de la rate, après avoir déterminé les adhérences que nous remarquons avec le diaphragme et avec le lobe inférieur du poumon gauche enveloppé d'une plaque cellulofibreuse très bien organisée et assez épaisse, ne se soit vidée par les bronches; à l'autopsie, il n'y avait plus aucune trace de perforation.

Une autre observation, rapportée également dans la thèse de Lainé, a trait à une évacuation du kyste dans le colon, évacuation suivie de mort. Nous la reproduisons ci-dessous :

OBSERVATION II

Kyste hydatique ouvert dans le colon; Société anatomique 1876, M. Brault, Int. Service Benjamin Auger, in Lainé.

J. Philippe, cinquante-sept ans, imprimeur, entré à l'hôpital Saint-Antoine, le 18 octobre 1874.

D'après les renseignements qu'il donne le jour de sa rentrée, son abdomen commença à prendre un certain développement, il y a dix ans environ.

Depuis, la tuméfaction du ventre s'accrut progressivement, et sans aucune diminution dans l'intervalle. Un mois avant son entrée à Saint-Antoine, il fut à l'hôpital de Saint-Denis et là, à la suite d'une diarrhée, il remarqua une diminution considérable de la tumeur. Au moment de son entrée, il se présente avec un ventre à peu près uniformément développé comme dans l'ascite. Le développement est tellement considérable que l'ombilic a disparu et que l'appendice xyphoïde est subluxé en avant.

La tumeur est lisse sans bosselures ni duretés, fluctuante d'une façon très manifeste. La matité à la percussion se continue avec celle du foie, mais aussi avec celle de la rate à gauche.

Si l'on percute dans le sens vertical, on trouve que la matité est complète jusqu'à la crête iliaque au niveau de la rate, tandis qu'au niveau de l'ombilic, on retrouve la sonorité intestinale, de même à 3 ou 4 centimètres au-dessous. Les caractères physiques de la tumeur, son développement firent porter le diagnostic : kyste hydatique du lobe gauche du foie.

Dix jours après, le 28 octobre, il y eut par l'intestin une véritable débâcle. Le ventre diminua très sensiblement de volume, mais la mensuration ne fut pas faite. L'examen des selles ne donna aucun résultat capable de confirmer le diagnostic. Cependant, la tumeur avait une matité verticale beaucoup moins considérable au niveau de l'ombilic. La matité au niveau de la rate était la même et cette persistance de la matité avait fait songer, à cette époque, à un kyste hydatique de la rate.

Le 5 novembre, deuxième débâcle. Depuis le 5 novembre, diarrhée incoercible ; le malade qui était entré dans le service avec un aspect cachectique, s'affaiblit de plus en plus. Des matières liquides sont rejetées continuellement par l'anus ; leur examen donne un résultat négatif. Dégoût complet pour les aliments. Douleurs abdominales, mais pas de vomissements, aucun signe de péritonite.

Mort le 29 novembre.

Autopsie. — Vaste tumeur située dans l'hypochondre gauche très adhérente au diaphragme, au lobe gauche du foie, mais dont on peut la séparer.

Au contraire la rate est complètement incluse dans la paroi gauche de la tumeur. Il est complètement impossible de retrouver la capsule de la rate ; le tissu propre de cet organe semble séparé de la cavité du kyste par une membrane de nouvelle formation dont l'examen histologique n'a pas été fait.

A l'ouverture de la tumeur, sérosité louche assez abondante, fausses membranes et grumeaux, consistance du mastic (hydatides dégénérés).

La tumeur est adhérente au colon transverse, mais il est impossible de retrouver l'orifice de communication entre le colon transverse et la tumeur.

Voici donc deux observations, dans lesquelles l'évacuation du kyste se fit par les voies réputées les moins dangereuses, les bronches et l'intestin, et qui cependant entraîna la mort. Ce ne sont pas là, malheureusement deux faits uniques, et nous pourrions citer d'autres cas où une évolution semblable du kyste détermina une issue fatale.

Il suffit, en effet, que les adhérences ne soient pas bien établies, que leur nombre ou leur solidité soient insuffisants, ou bien encore que la suppuration s'établisse dans la cavité kystique, pour que des complications de broncho-pneumonie septique, d'une part, et de péritonite de l'autre, se produisent aussitôt et emportent le malade.

Combien alors deviennent problématiques les cas de guérison à la suite de la pénétration du liquide kystique, dans la plèvre ! Cras, dans sa thèse inaugurale (Bordeaux

1896), rapporte un fait d'évolution semblable. Le malade mourut et à l'autopsie on constata dans la plèvre gauche l'existence d'un vaste clapier purulent complètement isolé du reste de la cavité pleurale et en communication avec une large poche occupant les trois quarts supérieurs de la rate.

L'évacuation du kyste, dans le rein, dans la cavité peritonéale, sont également des terminaisons toujours fatales, mais ce sont là des faits rendus rares par l'adhérence des feuillets péritonéaux, et nous ne nous y attarderons pas.

La marche de la tumeur kystique vers l'extérieur serait, au contraire, une terminaison heureuse, la nature réalisant là ce que le chirurgien cherche à obtenir par l'incision de la poche intra-splénique.

Lainé en a rapporté un cas et là la saillie était tellement prononcée que l'on crut à un anthrax. Nous résumons cette observation très intéressante :

OBSERVATION III

(Lainé, thèse de Paris, 1889, obs. I)

P... est un homme âgé de soixante-un ans. Dans le courant de l'année, il a fait un séjour de deux mois et demi dans le service de M. le docteur Cerié, chirurgien de l'Hospice général de Rouen pour un phlegmon diffus de la jambe gauche. Pendant tout ce séjour, il ne s'est plaint d'aucune douleur dans une autre région.

Deuxième séjour. — Il entre le 20 décembre 1888 dans le même service pour un anthrax qui s'est montré à l'hypocondre gauche, un peu en arrière, près du bord externe du carré lombaire.

A ce niveau, tuméfaction du diamètre d'une pièce de cinq francs. La peau semble sur le point de s'ouvrir en écumoir comme habituellement dans ces cas; seulement la base n'est pas très dure, elle repose sur une peau presque saine; à dix centimètres de là environ la peau est soulevée sur une petite étendue et manifestement fluctuante en ce point. On pense d'abord qu'il y a eu là une lymphangite partie de l'anthrax avec collection purulente.

Il est indiqué de faire une incision en ce point où la peau est rouge. Il en sort un pus mal lié et une sorte de peau blanchâtre que l'on prend au premier abord pour du tissu cellulaire sphacélé. Mais, en introduisant le doigt dans la cavité, on sent profondément un orifice qui conduit dans une poche plus profonde, à travers la masse musculaire.

Le doigt retiré, des membranes blanchâtres sortent et on constate que ce sont des vésicules hydatiques affaissées, accompagnées de liquide clair. Pas de suppuration du kyste. En recherchant d'où provient ce contenu de kyste, on sent dans la cavité abdominale une tumeur volumineuse de la grosseur d'une tête de fœtus de sept mois. Tumeur allongée dans le flanc gauche verticalement, descendant dans la fosse iliaque.

La surface est lisse. Elle est dépressible. Elle est immobile dans l'abdomen. La percussion pratiquée à son niveau donne une matité bien nette occupant la région splénique, ne dépassant pas la ligne médiane, se confondant en haut et à gauche avec la matité précordiale.

On délimite facilement le foie qui paraît normal.

Suivant toute vraisemblance, M. le Dr Cerié conclut à un kyste hydatique de la rate.

L'interrogatoire apprend ensuite que, depuis longtemps déjà, le malade avait parfois des douleurs vagues dans le côté gauche, auxquelles il ne fit jamais attention.

En outre, il était très souvent constipé, les digestions étaient difficiles.

Il n'avait jamais remarqué qu'il portait une tumeur assez volumineuse dans l'abdomen.

Drains dans la cavité. Lavages. La poche ne suppure pas. Le malade sort guéri le 10 avril.

L'état général s'est complètement rétabli; la matité de la région splénique est redevenue à peu près normale, elle est augmentée presque dans tous les sens.

Nous voyons donc, dans cette observation; qu'après deux ans d'existence, ce kyste, qui s'était toujours développé silencieusement, pour une cause impossible à trouver, franchit le plan musculaire qui le sépare de la peau, au-dessous des fausses côtes, en un point qui correspond au bord externe du carré lombaire. Une partie de ce kyste fait comme hernie à travers la paroi musculaire pour venir s'étaler sous la peau de cette région. Le kyste se trouve alors constitué par deux loges communiquant entre elles par un orifice assez étroit; il a la forme d'un bissac. C'est sa partie antérieure qui donnait lieu à la tuméfaction locale, tuméfaction manifestement fluctuante qui avait fait croire à un phlegmon de voisinage causé par l'anthrax.

Nul doute, d'après ce qui précède, que, sans l'intervention, la poche kystique superficielle se soit ouverte spontanément à l'extérieur, dans un temps relativement très court, et qu'on ait assisté ainsi à l'évolution d'un kyste hydatique de la rate s'ouvrant à la paroi abdominale après une marche toute spéciale. Mais c'est là un fait très exceptionnel et sa rareté extrême ne permet pas de compter sur lui pour espérer une terminaison heureuse.

Nous voyons donc que, quel que soit le mode d'évacuation spontanée du kyste, cette évacuation est toujours dangereuse. On enregistre bien quelques cas de guérison, mais ils constituent l'infime minorité et disparaissent au milieu des nombreuses observations suivies de mort. Aussi pour éviter la réalisation d'une terminaison presque toujours fatale, y a-t-il lieu d'intervenir le plus rapidement possible, c'est-à-dire dès que le diagnostic a été porté.

Suppuration du kyste. — Une autre modalité de l'évolution du kyste est la suppuration et dans la rate plus que partout ailleurs, cette transformation purulente est fréquente. Souvent, en effet, et cela sans aucune cause appréciable, on voit cette complication se produire. Quel est le mécanisme de cette transformation? La porte d'entrée du microbe existant dans l'organisme, ce dernier est transporté dans la rate, organe vasculaire. La paroi du kyste peut être fissurée et alors elle se laisse traverser facilement par l'agent pathogène. C'est ainsi qu'à la suite d'un traumatisme on voit la suppuration apparaître dans un kyste splénique préexistant.

D'autres fois, comme dans le cas cité par Reboul de Nimes, c'est un avortement qui engendre la transformation purulente du liquide kystique. Dans cette observation nous reproduisons les lignes suivantes :

OBSERVATION IV

(Reboul, Nimes)

Amélie M..., a remarqué, il y a environ quatre ou cinq ans, l'existence dans l'hypochondre gauche d'une tumeur du volume du poing; elle éprouvait des fourmillements, des démangeaisons, des sensations comparables au dire de la malade, à « celles que donneraient de petites bêtes qui marchent ou grattent. »

Depuis quelques mois la tumeur a augmenté de volume. En juillet 1891, fausse couche de quatre mois et demi. Sous cette influence, la tumeur du flanc gauche s'accroît notablement.

D'après les signes objectifs de cette tumeur, son évolution, l'augmentation rapide de son volume depuis quelques mois et son accroissement à la suite d'un avortement, nous faisons le diagnostic de kyste hydatique suppuré.

La malade est opérée en août 1894 et l'incision du kyste donne issue à une abondante quantité de pus et de vésicules hydatiques. Mort le 12 février 1895.

Mais le plus souvent, il faut le reconnaître, la suppuration est consécutive à une ponction exploratrice ou aspiratrice. C'est là un des grands dangers de ce procédé employé aussi bien comme moyen de diagnostic que comme mode de traitement et c'est ce qui l'a fait rejeter par la plupart des chirurgiens. D'ailleurs nous nous proposons d'étudier cette question plus en détail lorsque nous ferons l'étude des divers modes de traitement.

La conséquence de cette suppuration est une extension plus rapide du kyste (obs. IV). Non seulement l'extension de la tumeur est favorisée, mais son évacuation l'est aussi, et si, comme nous l'avons vu, l'irruption dans les organes voisins d'un liquide clair, aseptique est pleine de dangers pour la vie du malade, combien fatale doit être l'issue d'un liquide purulent ! Aussi un état septique subaigu ou franchement aigu ne tarde-t-il pas à se déclarer, état dont la mort est la terminaison la plus habituelle, à moins toutefois qu'une intervention prompte vienne encore apporter quelques rares chances de guérison. Mais ces opérations tardives ne sont suivies de succès que d'une façon exceptionnelle ; c'est au début de l'affection qu'il faut agir, car c'est là qu'on peut espérer le plus obtenir des résultats favorables.

La suppuration survenant à l'intérieur du kyste est donc une complication dangereuse pouvant brusquement mettre la vie du malade en danger. D'autre part une opération pratiquée sur un kyste suppuré offre toujours moins de chances de succès que celle entreprise sur un kyste au contenu limpide. C'est donc là encore une indication à intervenir vite, dès que le diagnostic du kyste splénique a pu être fait.

c) *Accroissement considérable du kyste. Compression des organes voisins amenant des troubles de la nutrition et cachexie.*

Les kystes, avons-nous vu, ont un début insidieux ; le malade n'éprouve tout d'abord aucune douleur, aucune gêne et son attention n'est éveillée que lorsqu'une tuméfaction se développe dans le flanc gauche, c'est-à-dire lorsque le kyste a déjà atteint un certain volume. Si à ce moment aucune intervention n'est tentée, la poche kystique continue à s'accroître progressivement, le plus souvent avec lenteur mais parfois avec une grande rapidité. Alors ce sont les phénomènes de compression qui forment la symptomatologie la plus bruyante. Le kyste refoule le diaphragme, très souvent lui est adhérent et gêne alors les mouvements de ce muscle. Il en résulte une dyspnée qui va toujours croissant. D'autre part des douleurs apparaissent, douleurs provenant de l'irritation des filets nerveux causée par le processus inflammatoire se produisant tout autour du kyste. Des poussées de péritonites, se terminant le plus ordinairement par la guérison et produisant des adhérences périkystiques plus ou moins étendues, viennent encore augmenter les phénomènes douloureux, ainsi que les compressions nerveuses pouvant se produire du fait de l'accroissement de volume de la rate.

Enfin des troubles gastriques apparaissent et complètent la scène. Le malade n'a plus d'appétit, les vomissements sont fréquents, l'estomac, soit par action réflexe, soit par compression directe, participe aux troubles généraux.

De cette perturbation apportée dans le fonctionnement des organes de nutrition les plus essentiels, la respiration et la digestion, résulte rapidement une cachexie qui, chaque jour, s'accentue et conduit fatalement le malade à la mort. Encore heureux si la suppuration ne vient pas aggraver cet état déjà très alarmant et avancer ainsi l'heure du dénouement fatal.

Aussi lorsqu'il s'agit de cette catégorie de faits, l'intervention s'impose-t-elle d'elle-même. Il n'y a qu'une chance de salut, le traitement chirurgical et c'est à lui qu'on doit recourir dès le début des accidents.

II. — Accidents généraux.

Nous avons réuni sous cette dénomination les cas de généralisation kystique. C'est là une complication qui n'appartient pas aux kystes séro-sanguins, mais qui est propre aux kystes hydatiques.

Il peut se faire qu'au moment où le diagnostic de kyste splénique est porté, la généralisation se soit déjà effectuée et alors l'intervention pratiquée sur la rate est impuissante à mettre le malade à l'abri d'accidents graves. Témoin, cette malade de Reboul qui, opérée d'un kyste de la rate, meurt subitement d'un kyste hydatique du cerveau.

Mais ces faits ne peuvent pas être une contre-indication à l'intervention chirurgicale, à moins toutefois que le diagnostic de généralisation puisse être porté, ce qui le plus souvent est impossible. Nous voyons là, au contraire, une indication à intervenir vite. Plus l'opération pratiquée sur la rate sera précoce, plus on aura de chances d'arriver avant que la généralisation ne se soit produite. Aussi ne pouvons-nous regretter qu'une chose, c'est que le diagnostic des kystes spléniques soit entouré de difficultés nombreuses ne permettant pas le plus souvent au chirurgien d'agir dès le début de l'affection, comme le voudrait l'intéret du malade. Peut-être si les kystes de la rate pouvaient être dépistés dès leur apparition, le pronostic deviendrait-il moins sombre et le pourcentage des morts dans les cas opérés serait-il moins élevé?

Nous avons ainsi passé en revue les divers modes d'évolution spontanée des kystes spléniques et cette étude nous amène à conclure qu'il n'y en a pas de bons; les meilleurs ou pour mieux dire, les moins mauvais, présentent encore de grands dangers. Les cas de mort constituent la règle alors qu'au contraire les observations de guérison sont la très rare exception. Aussi l intervention chirurgicale est-elle pleinement justifiée, et de plus elle doit être pratiquée d'une façon précoce, dès que le diagnostic a été porté. Malheureusement, ce diagnostic n'est pas toujours possible, et nous voyons entre autres dans la thèse de Lainé six observations où pendant la vie rien ne put faire supposer l'existence d'un kyste de la rate. Sur ces six malades, trois moururent subitement soit à la suite de traumatismes, soit à la suite de fatigues et ce n'est qu'à l'autopsie qu'on put découvrir l'existence d'un kyste splénique. Ces faits sont heureusement très rares, et contre eux nous nous trouvons complètement désarmés.

Étudions maintenant les diverses opérations tentées pour aboutir à la guérison des kystes de la rate.

CHAPITRE II

Ponctions.

L'opération la plus simple et qui la première s'imposa à l'esprit du chirurgien dans le traitement des kystes de la rate, fut la ponction. Une tumeur volumineuse, liquide, occupe l'abdomen; si l'on peut évacuer au dehors le contenu de cette tumeur on pare aux accidents immédiats et de plus on peut espérer arriver à une guérison définitive. Tel est le but de la ponction employée comme intervention radicale. Ce procédé fut surtout en honneur à l'époque préantiseptique. A une période où la moindre plaie entraînait des suppurations interminables, il ne fallait pas songer à mettre à nu les viscères et à pratiquer de larges opérations sur l'abdomen. La chirurgie abdominale, si importante aujourd'hui, n'existait même pas à l'état d'ébauche, et l'on ne pouvait impunément toucher au péritoine; inévitablement la péritonite se déclarait et ne tardait pas à emporter le malade. Aussi la ponction, faisant la plaie aussi petite que possible, était-elle indiquée. Le péritoine restait à l'abri de toute souillure et la blessure que lui faisait l'aiguille était en quelque sorte insignifiante.

Plus tard, lorsque les découvertes microbiennes vinrent modifier complètement les manuels opératoires, la laparotomie devint une opération courante. C'est alors que la ponction perdit beaucoup de son importance. Grand nombre de chirugiens l'abandonnèrent complètement, d'autres la conservèrent, mais, au lieu se s'en servir comme mode de traitement, ils en firent un moyen de diagnostic.

Aucun signe précis, en effet, ne permet d'affirmer l'existence des kystes spléniques ; trop souvent on hésite sur le siège et la nature exacte de la tuméfaction ou même on commet une erreur de diagnostic dont on ne s'aperçoit qu'au moment de l'opération ou à l'autopsie. Si par bonheur, on a pu, grâce à la palpation, à la percussion, déterminer le siège, un autre problème se pose, aussi difficile a résoudre, celui de la nature de la tumeur et, si aucune fluctuation bien nette ne vient mettre sur la voie du diagnostic, les hésitations sont grandes ; aucune solution ferme ne peut être donnée ; seule la ponction peut dire le dernier mot Grâce à elle, il sera parfois possible, avant d intervenir, de savoir si l'on a affaire à un kyste hydatique ou à un kyste séro-sanguin, si ce kyste est clair ou suppuré. La clinique seule est impuissante à donner ces renseignements.

Nous voici donc en présence de deux sortes de ponctions ou plutôt d'un seul procédé, la ponction, employée dans deux buts différents. D'une part, on cherche à aboutir a la guérison, c'est la *ponction, intervention radicale,* d'autre part, on cherche uniquement à obtenir un diagnostic précis, c'est la *ponction exploratrice*. La première se fait avec des trocarts assez volumineux ou avec les appareils aspirateurs de Dieulafoy, de Potain. La seconde, au contraire, ne demande que l'aiguille capillaire de la seringue de Pravaz.

Mais la ponction adoptée comme agent thérapeutique présente à son tour deux variétés. On peut se contenter, en effet, de la simple évacuation du liquide; la ponction n'est suivie d'aucune autre intervention; elle est dite simple. Mais si, le contenu du kyste une fois évacué, on injecte dans la poche un liquide destiné à en modifier les parois, on a alors affaire à une autre variété de ponction dont les résultats diffèrent sensiblement de ceux obtenus par la ponction simple.

Enfin, on peut encore ranger dans ce groupe d'interventions, un autre procédé, procédé bâtard tenant à la fois de l'incision et de la ponction, connu sous le nom d'opération de Simon. Cette intervention consiste à introduire dans le kyste, à une certaine distance l'un de l'autre, deux trocarts et à les laisser à demeure dans le but d'obtenir l'adhérence du kyste au péritoine. On pratique ensuite l'incision.

La ponction simple, avons-nous dit, fut surtout l'opération de choix de la période préantiseptique. Mais nous ne voulons pas faire supposer par là que la révolution causée dans la chirurgie par l'application des découvertes de Pasteur fit disparaître à tout jamais ce procédé de l'arsenal thérapeutique.

En 1878, Bucquoy ponctionne un kyste hydatique de la rate; mais peu à peu le liquide se reforme et, cinq mois après cette première intervention, une nouvelle ponction est nécessaire. A la suite de cette dernière, la guérison semble obtenue. Au bout de six mois, en effet, le malade est examiné de nouveau et on ne trouve plus chez lu qu'une rate un peu grosse.

En 1889, Leprevost rapporte un cas de guérison obtenue par ponction. Dans cette observation on remarque que le kyste fut ponctionné deux fois. En premier lieu on se servit de l'aiguille capillaire de la seringue de Pravaz, laquelle ne donna issue qu'à une très petite quantité de liquide; on eut recours alors à un trocart plus volumineux, mais cette seconde ponction resta infructueuse. Malgré cet insuccès, la guérison se fit et M. Leprévost l'attribua à l'évacuation des quelques grammes de liquide fait par la seringue de Pravaz. Il est plus juste de penser avec Segond que cette terminaison heureuse fut le résultat de la seconde ponction, laquelle, dit l'observation, détermina une violente réaction inflammatoire.

Deux ans plus tard, L. Concetti cite un cas de guérison obtenue après trois ponctions. Huit mois après ces interventions, la guérison persiste, bien que la rate reste toujours un peu volumineuse. Aussi cette persistance dans l'augmentation du volume de la rate permet-elle de douter de la guérison absolue.

Delens, en effet, en 1874, rapporte le fait d'un malade qui, après une ponction ayant évacué trois litres et demi de liquide, se crut guéri pendant cinq ans. Et ce n'est qu'après ce laps de temps que la tumeur se reforma peu à peu. Une nouvelle ponction, pratiquée alors, fut suivie de la reproduction du liquide kystique et, en 1886, M. Bouilly, pour obtenir la guérison, dut inciser la tumeur.

Courtin, en 1898, dans le *Journal de médecine de Bordeaux*, cite également un succès. Voici, d'ailleurs, cette observation résumée :

OBSERVATION V

COURTIN : *Journal de médecine de Bordeaux.*

Un kyste uniloculaire de la rate s'était développé chez un enfant de douze ans, V. de Lanton (Gironde). Pâle, maigre, très chétif, cet enfant avait depuis longtemps des accès de fièvres intermittentes, fréquentes encore dans cette commune entourée de lagunes. La rate avait pris depuis deux mois un grand accroissement perceptible à la vue et au palper; la fluctuation se percevait nettement. Le malade avait la marche très difficile et ne pouvait avancer qu'incliné du côté gauche.

Sur la partie antéro-externe où se percevait très bien la résistance, je fis une ponction aspiratrice avec l'appareil Dieulafoy et retirai 850 grammes de liquide eau de roche. L'écoulement s'effectua facilement et sans arrêt. La ponction terminée, je retirai le trocart et obturai la petite plaie avec de la ouate imprégnée de collodion iodoformé.

Après la ponction, le petit malade n'éprouva aucune douleur, aucune sensation de chaleur; j'eus le soin de ne pas palper la rate en ce moment, craignant l'écoulement du liquide dans la cavité péritonéale.

Dans la soirée le petit malade fut pris d'un frisson qui dura un quart d'heure et, à la suite de ce frisson, d'une chaleur intense avec transpiration. Sulfate de quinine à hautes doses; la fièvre céde au bout de trois jours. Une semaine après la ponction, la rate avait repris son volume à peu près normal; elle n'était plus douloureuse; l'enfant V... repartait pour Lanton.

J'ai eu l'occasion de le revoir trois ans après, en 1889; il était vigoureux, l'examen de la rate dénotait des diamètres normaux. Ces jours derniers (1893), son médecin m'écrivait : « V... est actuellement un jeune homme très bien portant; il n'a plus souffert de son côté gauche, et n'a plus été malade depuis sa ponction.

Gobuloff cite une observation semblable, où deux mois après l'intervention, la guérison se maintenait.

Il existe donc évidemment des faits dans lesquels la ponction a pu amener une guérison par la seule réaction inflammatoire due au traumatisme opératoire, mais, comme l'a fait remarquer Segond, à propos de l'observation de Leprevost mentionnée plus haut, il est probable que l'absence de fertilité du kyste ou sa structure spéciale est la condition d'une curabilité, qu'on peut presque dire miraculeuse. Aussi y-a-t-il tout avantage, en pratique, à oublier les faits de cet ordre et même à les négliger de parti pris.

D'ailleurs, à côté de ces rares succès, dont certains même sont douteux, car il serait bien téméraire de considérer comme guéris les malades chez lesquels il persiste de l'hypertrophie de la rate cinq ou six mois après la ponction, combien d'échecs indiscutables !

Nous n'en voulons pour preuve que les statistiques publiées par Harley en 1866. Cet auteur rapporte trente-quatre cas de kystes hydatiques traités par la ponction ; il mentionne onze guérisons, treize échecs, dix morts.

Plus près de nous, Vanverts, *dans sa thèse inaugurale parue en 1897*, sur trente et un cas de ponction simple, rassemblés par lui, constate cinq guérisons, deux guérisons incomplètes et dix-sept récidives ayant nécessité ultérieurement la laparatomie. Il fait remarquer que, parmi ces derniers faits, ceux qui ont eu une issue fatale le doivent en partie à la ponction, soit qu'elle ait été le point de départ de la suppuration du kyste et des phénomènes d'infection générale, soit que son emploi ait retardé une intervention plus utile.

Et en somme, cette inefficacité de la ponction n'a rien en soi de bien surprenant. La ponction évacue le liquide kystique, c'est vrai, mais elle n'agit en aucune façon sur ses causes productrices. La guérison ne se fait pas, car rien n'est venu modifier la nature de l'affection ou entraver sa marche, si ce n'est la réaction inflammatoire causée par le passage de l'aiguille, réaction souvent insignifiante. Aussi, après la ponction, le liquide ne tarde-t-il pas à se reformer ; de nouveau il faut introduire le trocart dans le kyste, et, dans certains cas, ce n'est qu'après des ponctions multiples que la guérison semble vouloir se réaliser, à moins toutefois que, pendant l'intervalle, la suppuration et l'épuisement ne soient venus emporter le malade.

Nous avons vu, en effet, que dans l'observation citée par Courtin, trois ponctions avaient été nécessaires et encore là, la guérison, quoique douteuse, semble cependant avoir été obtenue. Malheureusement, il n'en est pas toujours ainsi ; souvent les ponctions répétées n'arrêtent pas la marche du malade vers la cachexie et si aucun traitement plus énergique n'est tenté, le dénouement fatal ne tarde pas à se produire.

Tout récemment, au *Congrès français de chirurgie de Paris de 1901*, M. le professeur Février reprit l'étude des indications de la ponction.

Pour lui, c'est la nature du contenu kystique qui doit guider le chirurgien au sujet du genre d'intervention à employer.

Envisageant tout d'abord les kystes hydatiques, il les divise, avec Segond et Potherat, en trois groupes :

a) Ceux qui contiennent beaucoup de liquide et peu ou pas de vésicules ;

b) Ceux qui sont bourrés de vésicules ;

c) Ceux qui sont suppurés.

« Dans les faits du second groupe, dit-il, la ponction aspiratrice ou non, simple ou combinée à des injections de liquides capables de tuer les hydatides, ne peut réussir. » L'employer, c'est courir au-devant d'un échec. Pour la troisième catégorie, l'ouverture large s'impose. Restent donc, comme domaine de la ponction, les faits de kystes contenant beaucoup de liquide et peu de vésicules. C'est dans ces cas seulement qu'on a obtenu des succès. Or, pour qui connaît les difficultés qu'on éprouve dans le diagnostic des kystes hydatiques de la rate, non seulement au point de vue du siège, mais encore au point de vue de la nature de la tumeur, il est bien difficile d'admettre que la ponction soit autre chose qu'une intervention à l'aveuglette répugnant à nos habitudes modernes de chirurgie à ciel ouvert et offrant par contre de multiples dangers. »

Et cette conclusion est vraie non seulement pour les kystes hydatiques mais encore pour les kystes séro-sanguins. M. Poterel-Maisonneuve qui, de ces derniers, fit une étude spéciale dans sa thèse de doctorat soutenue à Bordeaux, en 1898, rejette d'une façon absolue la ponction comme mode de traitement. D'ailleurs, en clinique, il est souvent impossible, en présence d'un kyste splénique, de dire si ce kyste est hydatique ou simple et, par conséquent, alors même que la ponction ne serait inutile et dangereuse que dans le premier ou le second groupe de ces affections, il faudrait s'abstenir de l'employer dans l'un et l'autre cas.

Nous le voyons donc, la ponction n'est une intervention rationnelle que dans des limites très étroites, les difficultés du diagnostic en rendant l'emploi singulièrement aléatoire et peu justifié. En présence des échecs trop nombreux et trop souvent accompagnés d'accidents graves, nous oublions de parti pris les quelques rares succès obtenus par ce procédé opératoire et nous concluons à l'inefficacité thérapeutique de la ponction.

Étudions maintenant la valeur de ce même procédé employé comme moyen de diagnostic. La ponction seule, permet, avons-nous dit, d'arriver à une connaissance précise de la tumeur révélée par l'examen clinique; malheureusement, elle est souvent infidèle et parfois même elle induit en erreur sur la nature de l'affection. Nous constatons dans l'hypochondre et le flanc gauches une tuméfaction assez volumineuse; un examen minutieux nous fait supposer la nature kystique de cette tumeur; nous voulons fixer nos idées d'une façon absolue et nous introduisons l'aiguille capillaire de la seringue de Pravaz. Contrairement à notre attente, aucun liquide n'est retiré; nous croyons alors avoir été trompé par nos sensations et nous éliminons l'hypothèse de kyste. Cependant on intervient et l'opération nous montre d'une façon évidente l'existence d'une tumeur liquide. Loin de nous avoir renseigné exactement sur la nature de l'affection, la ponction, au contraire, nous avait donc complètement égaré.

Souvent, en effet, le contenu du kyste n'est pas très fluide ; des particules solides viennent obstruer l'aiguille de la seringue et la ponction se trouve être infructueuse.

Dans d'autres cas, la ponction est efficace ; elle ramène du liquide ; nous sommes alors certain d'avoir affaire à un kyste, mais ce que nous ignorons encore, c'est la nature de ce kyste et cela la ponction est le plus souvent incapable de nous le dire. Fréquemment, en effet, le liquide retiré d'une poche hydatique ne contient pas de crochets et l'analyse chimique n'est pas probante ; l'absence d'albumine et la présence d'acide succinique n'étant pas caractéristique, de l'existence d'hydatides.

En présence de ces insuccès, certains auteurs ont eu recours à des trocarts plus volumineux ; mais là encore on eut à enregistrer des échecs nombreux. Le kyste souvent a des parois très épaisses, parfois son contenu se rapproche plus de l'état solide que de l'état liquide et alors dans ces cas toute ponction est forcément infructueuse. D'autre part, ce n'est pas sans inconvénient qu'on emploie des trocarts volumineux.

La ponction, en effet, est non seulement inefficace mais souvent dangereuse et cela que l'on se serve simplement de l'aiguille capillaire, comme cela se fait dans la ponction exploratrice, ou qu'on ait recours aux appareils aspirateurs de Dieulafoy, Potain, fréquemment employés par le chirurgien qui fait de ce procédé un mode de cure radicale.

Avant l'époque antiseptique, la ponction offrait toujours

le danger de la souillure du péritoine par l'aiguille ; il est vrai que de tous les procédés, c'était encore celui-là qui le présentait au moindre degré. De nos jours ce danger a complètement disparu, pour peu que l'on veuille bien se soumettre aux règles de la chirurgie moderne.

Mais ce qui, aujourd'hui, comme autrefois est toujours à redouter, c'est la possibilité d'ouvrir un kyste suppuré et de déterminer ainsi des accidents de péritonite ou encore de transformer un kyste simple en kyste suppuré. La rate, en effet, suppure très facilement et la plaie causée par l'aiguille, si minime soit-elle, peut être le point de départ de la formation du pus.

D'autre part, l'aiguille peut blesser l'intestin. M. Fevrier dit avoir eu connaissance d'un fait qui n'a pas été publié où la mort fut le résultat vraisemblable de la perforation par le trocart de l'intestin adhérent à la rate.

La ponction peut avoir d'autres dangers, comme le démontre la très intéressante observation communiquée à Vanverts par Tuffier, où, au cours d'une splénectomie on trouve un flot de sang jaillissant de la piqûre d'une ponction exploratrice faite immédiatement avant l'ouverture du ventre. Il s'agissait, il est vrai, dans l'espèce, d'une rate hypertrophiée et non d'un kyste. Mais nous savons qu'il existe des kystes intraspléniques où le tissu de la rate hypertrophié considérablement au devant de la tumeur, peut exposer à des accidents analogues.

Enfin, malgré toutes les précautions prises, la ponction peut occasionner le passage dans le péritoine de quelques gouttes du liquide kystique. Si celui-ci est enflammé ou suppuré, nous avons vu que la péritonite ne tardait pas à se déclarer, et d'autre part si on a affaire à un kyste hydatique, une dissémination des vésicules parmi les viscères est possible.

Voici d'ailleurs ce que M. Trinkler, suppléant à la Facultéde Karkoff, dit à ce sujet dans la *Revue de chirurgie* de Paris 1894 :

« Le procédé favori et le plus fréquemment usité de l'époque préhistorique de l'antisepsie était la ponction, opération qui, par malheur, n'est pas complètement délaissée de nos jours... »

Le danger principal de la ponction consiste en ce que le liquide kystique peut pénétrer dans la cavité péritonéale par suite de la contraction irrégulière des parois du kyste. De là, péritonite aiguë, lorsque le contenu du kyste est purulent, ou, dans tous les cas, dissémination des vésicules parmi les viscères. Ce dernier fait est confirmé par plusieurs chirurgiens cliniciens. M. Péan pense que l'évacuation du liquide kystique dans la cavité abdominale peut ne pas occasionner de péritonite à condition que ce liquide ne soit pas purulent ; il a observé des cas où les vésicules filles remplies de liquide transparent continuaient à vivre et à se multiplier. M. Kœnig (1) a observé des cas où une simple ponction, pratiquée à l'aide d'un trocart, était cause d'un épanchement du kyste lorsque son contenu était absolument frais. Des phénomènes semblables ont été observés par M. Lihotzky et Gratia (2). Quelques temps après l'épanchement spontané du kyste hépatique dont leurs malades étaient atteints, on put constater de nouvelles et multiples tumeurs fluctuantes

(1) Kœnig : Specielle chirurgie Bd II.
(2) Gratia : *La presse médicale belge*, XXXV n° 37.

qui provenaient évidemment des vésicules sorties de la poche mère.

Au sixième congrés de Berlin, M. Volkmann et Hüter rapportèrent deux faits analogues, où les malades eurent les viscères infectés par les vésicules qui s'étaient échappées par une déchirure de la poche kystique. On a affirmé pendant longtemps que l'invasion du liquide transparent d'une poche kystique dans l'abdomen ne cause aucun dérangement sérieux à l'organisme. Korach (1) a essayé de le prouver expérimentalement en injectant à des lapins, dans la cavité abdominale, un liquide kystique tout à fait transparent.

Finsen était partisan de la même théorie. Cependant les observations cliniques ont démontré que l'auto-infection est toujours possible lors d'un épanchement kystique dans l'intérieur de l'abdomen.

Voici pourquoi la méthode de Fagge (2) et de Murchinson (3) est inadmissible, du moment qu'ils proposent d'opérer les kystes hydatiques comme on opère les ganglions, c'est-à-dire en produisant l'évacuation sous-cutanée dans la cavité abdominale.

En dernier lieu la possibilité de l'auto-infection a été prouvée par les expériences de MM. Lebedef, Andreff (4) et Stadnicki (5).

(1) Korach : Zur operation Behandlung der Leberechinococcen. Berl. *Klin Wochenschrifft*, 1883 n° 19.

(2) Fagge : The med. Times and Gazette, 1870, n° 19.

(3) Murchinson : *The Lancet*, 1868, p. 75.

(4) Andreff : *Wratch*, 1889, n° 29.

(5) Stadnicki : La transplantation des vésicules d'échinocoque dans le ventre des lapins. Diss Saint-Petersbourg, 1890.

Ces messieurs ont transplanté des vésicules d'échinocoque prises chez l'homme dans le ventre de lapins, où ces vésicules grossissaient et se multipliaient, ce qui prouve que l'invasion répétée n'est pas le seul moyen par lequel le tœnia se multiplie : le dédoublement des vésicules peut avoir lieu dans certains cas. M. Stadnicki fait l'observation suivante qui découle de ses expériences et qui coïncide parfaitement avec notre opinion personnelle. « Durant l'opération du kyste hydatique, on doit faire particulièrement attention à ce que le contenu du kyste et les vésicules filles ne pénètrent pas dans le repli du péritoine. Cela, non seulement parce que les impuretés de la poche kystique peuvent causer une péritonite mortelle, mais aussi parce que les vésicules filles peuvent se développer dans la cavité abdominale et provoquer des complications terribles. »

La ponction comme intervention radicale et comme moyen de diagnostic, doit être complètement exclue des procédés opératoires de la chirurgie abdominale.

Il semblerait absurde de pratiquer une ponction par exemple dans un cas de kyste de l'ovaire. En quoi donc un kyste hydatique abdominal diffère-t-il d'un kyste de l'ovaire, si ce n'est par son contenu ? Une raison de plus s'oppose à l'emploi de la ponction, c'est la possibilité d'auto-infection qui n'existe pas pour les autres tumeurs.

Plus récemment, au *Congrès français de chirurgie de Paris 1901*, M. le professeur Tédenat (Montpellier) dit en parlant de la toxicité du liquide hydatique : « Le liquide hydatique est souvent très toxique, d'autrefois absolument innocent comme je l'ai constaté dans quelques expériences. J'ai pu injecter dans le péritoine de lapins et de cobayes jusqu'à 60 c.c. de liquide kystique sans provoquer le moindre accident, je dois ajouter que le liquide injecté était d'une transparence parfaite; mais nous ignorons les conditions qui font les liquides nocifs. »

L'auto-infection est donc toujours à redouter dans la ponction des kystes hydatiques puisque rien ne peut nous assurer qu'elle ne se produira pas. D'ailleurs, nous venons de le voir, là n'est pas le seul danger de la ponction et pour confirmer nos dires, nous reproduisons ce que Trinkler écrivait en 1894 dans la *Revue chirurgicale de Paris* au sujet de ce mode de traitement : « D'après les statistiques de MM. Neisser et Masler, dit-il, les résultats de la ponction ont été fort mauvais dans la plus grande majorité des cas. Comme exceptions, il faut citer les opérations de Berger, Kehlberg, Scoda, le cas fort compliqué d'Uterhart et l'opération de M. Mosler faite avec toutes les précautions nécessaires et menée à bonne fin.

Dans le cas de Kœberlé, une ponction fut cause de la péritonite purulente qui nécessita l'intervention et l'extirpation de la tumeur.

Le malade de Goyrand mourut à la suite d'une péritonite occasionnée probablement par le dégonflement subit du kyste et l'épanchement du pus dans la cavité abdominale.

Le malade de M. Hermann, à la suite d'une ponction eut des vomissements suivis d'une telle élévation de température qu'il fallut avoir recours à la laparotomie dont l'issue fut mortelle.

Un autre malade traité par le même opérateur, avait été ponctionné à plusieurs reprises sans résultat, lorsqu'à l'autopsie on découvrit une poche kystique dont la paroi antérieure était très épaissé.

Le cas qui est décrit par MM. Rombeau et Gaillet eut aussi une issue funeste. Deux jours après la ponction, le malade mourut avec des symptômes de péritonite aiguë; il y eut épanchement de liquide kystique dans le péritoine.

Une ponction pratiquée par M. Scoda provoqua chez sa malade, au bout d'une heure, des frissons, des coliques, un affaiblissement du pouls et une asphyxie. Malgré tout la malade guérit.

Parmi les nouveaux auteurs qui ont pratiqué la ponction des kystes hydatiques, il faut nommer Leprévost, Gobouloff, Wassilieff, Samguine.

La première opération, dont l'issue fut favorable, fut néanmoins suivie d'une élévation de température atteignant 39°5 et d'une violente réaction inflammatoire. Leprévost, après une ponction sans issue de liquide, attribua la guérison de son malade à une seule piqûre d'aiguille de la seringue de Pravaz?

Les malades de Wassilieff, de Casanova et Poulet, d'Ikawitz présentent tous les phénomènes d'une violente réaction; dans le cas de MM. Casanova et Poulet, ainsi que dans celui d'Ikawitz, il fallut après la ponction avoir recours à la laparotomie.

Tous ces faits ne sont pas encourageants et je crois que l'ancien procédé qui consiste à faire une ou plusieurs ponctions a vécu son temps et doit être délaissé comme inadmissible dans le traitement des kystes hydatiques. C'est à peine si l'on peut se permettre de ponctionner le kyste lorsqu'il est à découvert et lorsque ses parois sont parfaitement agglutinées au péritoine, c'est-à-dire quand on est garanti contre l'invasion du liquide kystique dans le péritoine. De plus, on doit alors avoir sous la main tout ce qu'il faut pour suturer la poche et pour extirper l'organe au besoin. »

Voici ce qu'en 1894 Trinkler pense de la ponction simple comme moyen de diagnostic ou comme mode de traitement des kystes hydatiques. Nous avons déjà vu que d'après Poterel-Maisonneuve la ponction doit de même être bannie du traitement des autres kystes spléniques.

A coté des accidents graves de péritonite et d'infection générale, il en est d'autres encore qui, bien que moins sérieux, n'en constituent pas moins des complications effrayantes. Le mémoire d'Achard en donne de nombreux exemples et nous montre des attaques épileptiformes, du collapsus cardiaque, parfois du hoquet, des nausées, des vomissements, de la diarrhée, très souvent de l'urticaire et de la fièvre comme suites plus ou moins rapides de la ponction ou de la déhiscence des kystes hydatiques. La plupart du temps ces accidents sont plus effrayants que vraiment redoutables; après quelques heures de péril imminent, le calme se rétablit et tout rentre dans l'ordre avec ou sans éruption orliée secondaire. Néanmoins des cas de morts, quoique exceptionnels, ont été constatés.

Martineau, en 1875, 3 minutes après avoir fait avec un trocart capillaire une ponction presque blanche, voit son malade pris de syncope, de dyspnée, de vomissements, d'arrêt du cœur; la mort survient au bout de 20 minutes. Chauffard en 1896 ponctionne un kyste hydatique du foie avec une aiguille capillaire de Pravaz; il retire 20 c.c. de liquide et la mort survient 25 minutes après la ponction, au milieu de symptômes de prurit et de phénomènes convulsifs et asphyxiques qui doivent être rapportés à l'intoxication hydatique.

Aussi Chauffard fait-il suivre son observation de la remarque suivante :

« La moindre ponction d'un kyste hydatique, quelques précautions qu'on y mette peut devenir chose grave, entraîner en quelques minutes des accidents effrayants et même mortels. Il ne faut donc y recourir qu'à bon escient pour des raisons sérieuses, quand l'intérêt même du diagnostic et du traitement y est engagé. »

M. Février se résume de la façon suivante en parlant de la ponction :

« La ponction est un moyen infidèle, ne donnant qu'une guérison inconstante: car elle est incapable d'évacuer des kystes multiloculaires ; elle est pleine de périls, périls immédiats dûs à une infection hydatique aigue, à une hémorragie possible de la rate ponctionnée, à une perforation de l'intestin adhérent ; périls ultérieurs dûs à des phénomènes infectieux du coté de la poche, du coté du péritoine; enfin il faut faire entrer en ligne de compte les graves conséquences de la temporisation. »

Nous arrivons donc à cette conclusion ; *ponction simple : inefficace dangereuse; doit être abandonnée.* Voyons maintenant ce que l'on doit penser de la ponction suivie d'injection modificatrice.

Ponction avec injection modificatrice. — Ce procédé est plus efficace que la ponction simple. Comme elle, il évacue le contenu du kyste, mais de plus il s'attaque à la nature même de l'affection et essaie d'en modifier la marche. Elle détermine une inflammation adhésive et si les parois du kyste n'ont pas subi la dégénérescence calcaire, on peut encore espérer aboutir à la guérison.

La première idée et la première exécution de cette méthode employée dans le traitement des kystes hydatiques de la rate, appartiennent à un français, le docteur L. Mesnard (Bordeaux). L'idée dominante était de tuer l'hydatide par le sublimé, et à ce propos M. Bouilly, dans le *Bulletin de la Société de Chirurgie, Paris, 1892*, s'exprime ainsi : « Nous avons pris en France l'habitude de donner à cette méthode le nom de Bacelli ; c'est une injustice de langage. Bacelli décrit son procédé dans la *Riforma Médica* du 11 juin et du 30 août 1887 et au Congrès de la Société Italienne de Médecine, à Rome, le 23 octobre 1888. Mais dès 1883, M. Mesnard avait eu l'idée d'employer la liqueur de Van Swieten en injections et montra que les grands lavages pratiqués avec cette solution dans le cas de suppuration du kyste peuvent, malgré un état grave du sujet, amener une prompte guérison (*Gazette hebdomadaire des Sciences médicales de Bordeaux*, 20 juillet 1884). Depuis cette époque de nombreux exemples sont venus démontrer l'efficacité de cette méthode que M. Mesnard généralise à tous les cas de kystes hydatiques « sans distinction de siège, de période d'évolution, de complication possible ».

Nous sommes moins larges dans les indications de ce traitement... Les procédés utilisés avec le sublimé ont été très nettement différents selon les auteurs, etc... ».

Des liquides divers ont alors été injectés dans les kystes après évacuation de leur contenu (sublimé, iode, acide phénique).

Scoda cite une observation où la guérison a été obtenue avec ponction suivie d'injection iodée.

Voici d'ailleurs cette observation résumée :

OBSERVATION VI (Scoda)

Le malade, âgé de quarante-six ans, souffre depuis six mois d'un tumeur grosse comme une tête d'enfant et située à l'hypocondre gauche. On fait une ponction probatoire qui donne 6 ou 8 cuillerées de liquide séreux et transparent avec des crochets. La piqûre saigne un peu. Une heure après, le malade a de grands frissons et une violente gastralgie ; son pouls est faible, sa peau cyanotique. On pratique une seconde ponction, après laquelle on injecte de la teinture d'iode dans la cavité du kyste. Il sort 400 cent. cubes d'un liquide trouble, jaune rougeâtre. Une troisième ponction donna 600 cent. cubes de liquide. Injections répétées de teinture d'iode. Guérison complète.

OBSERVATION VII

Schrœtter (Autriche) cite une observation analogue.

La malade a quarante-six ans ; on pratique une ponction ; il sort une faible quantité de liquide dans lequel on découvre des crochets. Peu de temps après la ponction, la malade a des frissons et des gastralgies persistantes.

Au bout de quelque temps, on pratique une seconde ponction ; il sort 400 centimètres cubes d'un liquide trouble, rouge jaunâtre ; on injecte dans la poche un mélange de teinture d'iode et d'eau (1 : 4). Deux mois plus tard, on évacue encore 650 centimètres cubes de liquide et l'on injecte une solution plus forte de teinture d'iode, (teinture d'iode et eau distillée $\bar{\bar{aa}}$). Le kyste se rétrécit complètement et assez rapidement et la malade quitte l'hôpital trois semaines après son entrée, dans un état de parfaite santé.

Nous voyons donc que des succès ont été obtenus par cette méthode. Aussi certains auteurs ont-ils pensé que malgré le peu de danger qu'actuellement présente la laparotomie il était bon de conserver la ponction suivie d'injections modificatrices comme mode de traitement, tout au moins dans les kystes hydatiques ; et M. Bouilly dans la séance du 26 octobre 1892 de la *Société chirurgicale de Paris*, se fait le défenseur de cette méthode. Au contraire, pour les kystes séro-sanguins, M. Terrier (1) condamne d'une façon absolue ce mode d'intervention : « Il faut, dit-il, pratiquer une opération plus radicale, soit l'extirpation de la rate, comme l'ont fait Péan et Crédé, soit, mieux si possible, la résection de la paroi kystique tout en conservant la rate. C'est à ce dernier moyen que j'ai eu recours, je crois, pour la première fois, étant données mes recherches peut-être encore trop limitées. »

Cet auteur aborde ensuite les kystes hydatiques et au sujet du traitement par les injections s'exprime ainsi : « Il faut établir une distinction radicale entre les kystes hydatiques suppurés et ceux qui ne le sont pas. Aux kystes hydatiques suppurés, il n'y a, quoiqu'on en ait dit, qu'un seul traitement logique, c'est l'ouverture large de la poche qui permette au pus et aux hydatides de s'élancer au dehors. Cette proposition est, je crois, acceptée par tous les chirurgiens. »

Nous le voyons donc, ce genre d'intervention a des indications très limitées. Inefficace si l'on a affaire à un kyste séro-sanguin, il l'est encore s'il s'agit d'un kyste

(1) Terrier. — Société chirurgicale de Paris, 2 novembre 1892.

hydatique en état de suppuration ou bourré d'hydatides. De plus, existe-t-il dans la rate plusieurs poches kystiques absolument indépendantes, l'injection poussée dans l'une ne pénétrera pas dans l'autre et la guérison ne se fera pas.

Aussi l'incertitude et l'obscurité du diagnostic donneront-elles toujours une incontestable supériorité à la laparatomie sur une méthode en somme aveugle et qui, malgré ses perfectionnements, comporte tous les dangers inhérents à l'acte mécanique de la ponction.

Incontestablement plus efficace que la ponction simple, ce procédé opératoire est malheureusement accompagné de dangers plus grands également. Dangereux au même titre et pour les mêmes raisons que cette première intervention, il l'est encore par l'injection qui l'accompagne. L'intoxication par le liquide antiseptique introduit dans le kyste est à redouter. On peut l'éviter en n'injectant que des solutions faibles, mais alors celles-ci sont le plus souvent sans action, et nous retombons aussitôt dans l'insuffisance thérapeutique du premier procédé.

Plus dangereuse que la ponction simple, et souvent aussi inefficace, telle est donc en un mot la valeur de ce mode de traitement. Aussi, systématiquement, le chirurgien doit-il le laisser de côté.

Ponction avec trocarts à demeure. — Enfin il est un autre procédé qui plus que les précédents encore doit être rejeté, car il présente tout à la fois les inconvénients de la ponction simple et de l'incision sans en avoir les avantages ; c'est l'intervention connue sous le nom d'opération de Simon.

Cette opération fort appréciée en son temps par les plus éminents chirurgiens consiste à former l'adhérence du kyste au péritoine en insérant deux trocarts à distance; l'incision se faisant en un deuxième temps. Mais si une simple ponction, comme le remarque judicieusement M. Lihotzky, pratiquée dans le but d'évacuer le kyste, présente de grands dangers et occasionne des complications de mauvaise augure, est-il d'autant plus pernicieux d'insérer plusieurs trocarts, ce qui augmente la probabilité de l'infection.

Il est seulement étonnant qu'une opération si manifestement dangereuse trouve encore de rares adeptes.

En un mot, tous les procédés qui ont la ponction pour principe, sont des procédés aveugles, souvent inefficaces et toujours dangereux. De parti pris, le chirurgien doit s'en abstenir ; l'examen clinique le plus minutieux et les précautions antiseptiques les plus grandes ne lui assurant pas le succès et, qui plus est, ne le mettant pas à l'abri de complications graves, souvent mortelles.

CHAPITRE III

Incision du kyste.

Nous ne nous attarderons pas à décrire les diverses méthodes employées pour ouvrir le kyste, nous proposant surtout d'étudier les résultats obtenus par ce genre d'intervention.

D'ailleurs les procédés opératoires sont identiques a ceux mis en usage pour le traitement des kystes du foie. Comme ces derniers, on peut les ranger en deux classes : les méthodes anciennes, lentes, où l'on ne pratique l'incision qu'après avoir déterminé l'adhérence du péritoine pariétal à la poche et les méthodes actuelles, plus rapides, où l'on ouvre directement le kyste après l'avoir attiré dans la plaie abdominale.

Parmi les méthodes anciennes, nous passons sous silence le procédé suranné de Récamier où l'ouverture lente de la paroi abdominale et de la tumeur kystique était déterminée par des applications de caustiques et nous dirons quelques mots seulement du procédé de Wolkmann, exposé par cet auteur en 1877 dans un congrès de chirurgie.

Son opération se divise en deux temps : au premier, on incise largement les téguments abdominaux jusqu'au kyste et l'on attend quelques jours la formation d'adhérences.

On procède au deuxième temps douze jours après le premier, lorsqu'on peut croire à la réunion complète des parties suturées. C'est alors qu'on ouvre la poche kystique et qu'on la vide. Les membranes inflammatoires isolent complètement le kyste et garantissent la cavité abdominale contre l'invasion possible du liquide kystique.

Aujourd'hui, l'opération se fait en un seul temps. Ce sont les procédés décrits par Lindemann, Landau et Saenger qui ont la faveur des chirurgiens.

On incise la paroi abdominale, on arrive au péritoine, si la poche est adhérente au péritoine pariétal, l'incision se fait sur la partie la plus saillante de la tumeur; ce qui équivaut en quelque sorte à l'ouverture d'un abcès; s'il y a plusieurs poches non communicantes, elles sont incisées séparément. D'autre part, si, la laparatomie étant faite, on ne remarque aucune adhérence entre la tumeur et la paroi, il y a lieu de redouter l'effusion dans le péritoine du liquide kystique, que ce liquide soit purulent ou limpide. Aussi, pour éviter cet accident, M. Lindemann conseille d'attirer la poche au dehors au moyen de ligatures en catgut, d'ouvrir cette poche et d'en suturer les parois aux bords de la plaie extérieure. M. Lindau commence par vider le kyste à l'aide de l'aspirateur Dieulafoy et remplace les ligatures en catgut par des fils de soie. Saenger incise les téguments, coud la poche aux lèvres de l'incision et ouvre ensuite le kyste. Mais ce ne sont là que des variantes d'un seul et même procédé qu'on désigne sous le nom de marsupialisation.

La malade dont l'observation fut le point de départ de notre travail a été opérée par cette méthode de l'incision. Mais comme de nombreux exemples ont prouvé qu'un des grands dangers de ce procédé opératoire était l'infection consécutive; M. le professeur Pollosson voulut y remédier en assurant un drainage aussi parfait que possible de la cavité kystique. Il pratiqua alors une contre-ouverture lombaire, laquelle servit a donner passage à un gros drain en caoutchouc introduit par l'orifice de l'incision abdominale. Voici d'ailleurs cette observation inédite :

OBSERVATION VIII (inédite).

Service de M. Aug. Pollosson ; hôpital de la Charité.

Femme D..., quarante-un ans.

Antécédents héréditaires. — Parents morts âgés. Plusieurs frères et sœurs en bonne santé.

Antécédents personnels. — Réglée à quinze ans, régulièrement depuis. Mariée; deux enfants; accouchements normaux; ces deux enfants sont bien portants. Pas de fausses couches.

Aucune maladie antérieure sérieuse. La malade travaille à la campagne dans une fabrique de pâtes alimentaires. Elle n'est pas spécialement en contact avec des chiens.

État actuel. — La malade entre le 10 juin 1901 à l'hôpital de la Charité pour une volumineuse tumeur kystique occupant tout le côté gauche de l'abdomen. Elle ne s'est aperçue de la présence de cette tumeur qu'il y a trois mois environ. Auparavant, elle n'avait rien remarqué d'anormal ; elle raconte seulement que son ventre était souvent ballonné, surtout après les repas. Cependant, elle se souvient que, pendant l'hiver, elle eut un point de côté assez intense dans l'hypochondre et le flanc gauches, lequel dura quelques semaines. Enfin, du mois de décembre 1901 au mois de décembre 1902, ses règles furent totalement supprimées. Tels sont jusqu'au mois de mars dernier les seuls troubles que présenta la malade.

A cette époque alors, on lui fit remarquer que son ventre grossissait ; elle le palpa et découvrit elle-même la tumeur qu'elle porte actuellement, laquelle, à son dire n'a pas, depuis ce jour, sensiblement augmenté de volume.

Cette tumeur occupe, en arrière, la fosse lombaire gauche ; en avant, l'hypochondre et le flanc gauches. On la délimite parfaitement par la palpation ; en haut, elle se perd sous les fausses côtes ; en dedans, elle s'arrête à la ligne médiane et présente à ce niveau un bord mousse sous lequel on enfonce légèrement les doigts ; en bas, elle descend jusque dans la fosse iliaque, mais semble seulement reposer sur cette région sans présenter aucunes connexions avec les organes pelviens. En mettant une main dans la fosse lombaire et une main sur la portion abdominale de la tumeur, on détermine du ballottement d'une main à l'autre. Au niveau de la tuméfaction, la percussion donne un son mat. Cette matité est séparée de celle du foie par une zone de sonorité. La tumeur semble indépendante de la rate qui ne donne pas de matité à la percussion ; elle est franchement fluctuante et, lorsqu'on la déprime, on perçoit nettement un frémissement assez superficiel.

Les troubles fonctionnels sont minimes ; un peu de pesanteur dans le bassin, provoquée par une station debout prolongée. Pas d'amaigrissement. État général bon. Appétit conservé.

Les urines sont de quantité et de coloration normales. Un litre par vingt-quatre heures ; jamais il n'y eut de débâcles urinaires ni de troubles dans la miction. Pas d'albumine.

Température normale.

16 juin 1902. — *Intervention.* — Laparotomie médiane. Après avoir ouvert le péritoine, on aperçoit la rate arrivant presque à la ligne médiane : elle est hypertrophiée. Sur sa face externe se voient des plaques de périsplénite. Il y a de légères adhérences. En portant la main sur la face interne, vers le hile, on ne sent rien d'anormal. M. Aug. Pollosson pratique une ponction de l'organe avec un gros trocart et cette ponction donne

issue à un liquide d'abord séreux, puis bientôt séro-sanguin. Ce liquide contient en suspension quelques débris membraneux ; il s'en écoule environ un demi-litre.

M. Aug. Pollosson agrandit l'ouverture faite par la ponction et pratique une contre-ouverture dans le flanc gauche, contre-ouverture par laquelle il fait ressortir le drain qu'il introduit par l'orifice de la première incision. Suture de la rate ; celle-ci saigne peu.

Le soir de l'opération, la température de la malade est normale : 37°.

Suites opératoires. — Le pansement de la malade est renouvelé tous les jours et tous les jours des lavages au permanganate de potasse sont faits dans l'intérieur de la cavité kystique par l'intermédiaire du gros drain en caoutchouc.

Malgré ces lavages fréquents, la température monte légèrement et, jusqu'au 2 juillet, oscille aux environs de 38°. D'autre part, les pansements sont continuellement souillés par un liquide brunâtre que le drain laisse écouler en assez grande abondance.

Le 3 juillet, au soir, la température atteint brusquement 39°, elle monte encore dans les deux jours qui suivent et le thermomètre marque 39°,5.

Le 6 juillet, on enlève alors le drain placé le jour de l'opération et on le remplace par un autre de plus petit calibre ; on fait un grand lavage de la cavité kystique, mais cette cavité se draine mal. Le soir, la température est retombée à 37°,7.

Jusqu'au 14 juillet, le thermomètre donne tous les matins 38° moins quelques dixièmes, tandis que tous les soirs il atteint 39°. Dès cette époque la malade commence à répandre autour d'elle une odeur nauséabonde que les fréquents lavages, faits dans la poche kystique, sont incapables à faire disparaître.

L'état général commence à s'altérer. L'appétit est conservé, mais il y a amaigrissement et le visage présente une teinte anémique très marquée.

22 juillet. — En faisant le lavage de la poche, on constate l'issue par le drain d'une boue brune puis franchement noirâtre, d'odeur infecte. On retire le drain pour le nettoyer et il en

résulte une légère hémorragie. On veut le replacer et on ne peut, l'introduisant par un orifice, arriver à le faire ressortir par l'autre. On place alors un drain dans chaque ouverture; on s'assure que le liquide, poussé dans l'un, ressort par l'autre. Ainsi le drainage est bien assuré. Température aux environs de 38°.

23 juillet. — La même boue brunâtre, d'odeur repoussante, continue à s'écouler par la contre-ouverture. On introduit alors le doigt dans la cavité kystique et on pénètre dans une poche qui semble périsplénique, à parois irrégulières, bourgeonnantes à la façon d'un néoplasme.

On place un nouveau drain et on fait passer une injection faible de permanganate de potasse. Pansement. Le soir, température de 39°,4.

24 juillet. — Anesthésie. On incise la moitié postérieure du pont séparant l'ouverture abdominale de l'ouverture lombaire. On nettoie la poche et on la marsupialise, puis on la bourre de gaze iodoformée. Le soir le thermomètre marque 39°.

26 juillet. — On refait le pansement de la malade et on enlève les débris de la rate, sphacélés, noirâtres, d'odeur infecte. Injection de permanganate de potasse. Température matin et soir près de 39°,5.

28 juillet. — On enlève à la main et aux ciseaux des débris sphacélés de la rate et un peu d'une bouillie putrilagineuse sentant horriblement mauvais.

Par l'ouverture abdominale on passe un drain qui ressort en bas par la contre-ouverture. La poche est bourrée de tampons. Le soir le thermomètre descend à 38°5.

Les 29, 30 juillet, de nouveaux débris spléniques sont extirpés.

Tous les jours les pansements sont traversés par un suintement abondant. L'état général de la malade s'aggrave de plus en plus. Son amaigrissement est considérable; son teint est devenu terreux. L'appétit a disparu. En un mot la malade est en proie à la cachexie la plus prononcée.

A partir du 29 juillet la température se maintient au dessus de 39°5 jusqu'au jour de la mort qui survient le 3 août à 11 heures du soir.

Autopsie. — Vaste cavité à parois tomenteuses située dans l'hypochondre gauche et nettement isolée du reste de la cavité abdominale. Cette poche renferme une bouillie noirâtre représentant les vestiges de la rate. Dans cette bouillie on peut cependant déceler la présence d'un bloc de la grosseur du poing offrant encore quelques caractères du tissu splénique.

Le contenu de la poche pèse environ 500 grammes.

Reins pâles, foie normal.

Nous voyons donc que, malgré une légère modification apportée dans le procédé habituel, modification ayant pour but d'assurer un drainage plus parfait de la cavité kystique, la malade n'échappa pas à l'infection. C'est bien là, en effet, un des plus grands dangers de la marsupialisation ou de l'incision et c'est là aussi un des motifs pour lesquels bon nombre de chirurgiens l'ont abandonnée comme traitement de choix, ne la conservant que comme procédé de nécessité.

Dans l'observation qui nous occupe, ce mode d'intervention s'imposait comme étant à la fois très simple et susceptible d'apporter la guérison. D'après ce que nous avons dit de la ponction, de sa fréquente inefficacité et de ses multiples dangers, nous voyons que, d'emblée, il fallait éliminer ce procédé thérapeuthique. Restaient donc l'incision, l'extirpation du kyste, la splénectomie. Dans le traitement des kystes de la rate, l'extirpation de la poche kystique serait, à n'en pas douter, l'intervention idéale, l'opération de choix. Malheureusement c'est un procédé exceptionnel et qui trouve rarement ses indications. Ici, en présence d'un kyste énorme développé en plein tissu splénique, il était inutile d'y songer. La splénectomie pouvait-elle être discutée? La tumeur, certes, était volumineuse, mais présentait des adhérences peu nombreuses, dont la déchirure semblait pouvoir être facile. Néanmoins, M. Pollosson préféra pratiquer une opération simple comme l'incision plutôt que de faire subir à la malade une intervention grave, déterminant un choc opératoire violent. L'incision ou la marsupialisation comptent, en effet, à leur actif des succès nombreux et incontestables.

En 1894, dans toutes les observations rapportées par Trinkler. nous trouvons six cas de kystes hydatiques traités par l'incision et sur ces six cas, nous enregistrons quatre guérisons, une mort due à une néphrite hémorragique dont l'incision ne peut être rendue responsable et un fait dont le résultat n'est pas mentionné. Et cependant tous ces kystes, avant d'être incisés, avaient été ponctionnés, ce qui, nous l'avons vu, compromet quelque peu le succès que peut donner l'incision faite d'emblée.

En 1896, Cras rapporte sept cas de kystes hydatiques traités par ce même procédé. Sur ces sept cas, un seul est suivi de mort et, comme dans notre observation personnelle, cette mort est causée par la septicémie.

Dans une statistique faite par Vanverts, nous trouvons quarante-neuf observations de kystes hydatiques opérés par l'incision ou la marsupialisation et nous notons vingt-huit guérisons, dix-sept morts, quatre résultats douteux. Quelques-unes de ces morts sont dues à des accidents ne dépendant pas du mode d'intervention employé; c'est ainsi que dans le cas de Guerin-Roze la terminaison fatale est causée par une pneumonie gauche, dans celui de Reboul par l'ouverture d'un kyste hydatique suppuré du cerveau. Mais dix fois la mort est la conséquence de la septicémie. On est alors frappé de la fréquence de cette complication et on peut la regarder à juste titre comme un des inconvénients les plus graves de ce mode opératoire. En présence de tels accidents, quelle est la ligne de conduite à suivre? Il existe un foyer d'infection au niveau duquel se fait de la résorbtion; la première chose à faire est d'ouvrir une large voie au pus. La ou les incisions primitives sont insuffisantes à assurer un drainage parfait il ne faut pas craindre de les agrandir et de permettre ainsi l'écoulement plus facile du contenu kystique. C'est ce qui fut fait dans le cas de M. Pollosson, mais à la suite de cette intervention l'état de la malade ne s'améliora pas sensiblement. La splénectomie, pratiquée secondairement, pouvait-elle alors être proposée? Il est certain que parfois, grâce à ce procédé, on peut arriver à mettre fin aux accidents septiques et à provoquer la guérison; le foyer de résorbtion se trouve supprimé d'emblée, et, si l'état général du malade n'est pas déjà trop compromis, on peut espérer voir une terminaison heureuse se produire. Malheureusement il est souvent difficile de saisir le moment opportun où cette intervention, devenue nécessaire, indispensable au salut du malade, est encore pratiquement réalisable. En effet, si dans l'espoir de voir se produire une guérison qui chaque jour devient de plus en plus problématique, on tarde trop à avoir recours à l'opération radicale, il arrive fatalement que l'état local et l'état général viennent poser une contre-indication formelle à la mise en œuvre de cette dernière intervention. Elle ne saurait plus être tentée sans déterminer la mort presque à coup sûr. Le difficile est donc de savoir intervenir juste au moment où les accidents septiques, tout en n'étant déjà plus justiciables d'un autre mode de traitement moins radical, n'ont pas encore occasionné, aussi bien dans l'état général que dans l'état local du malade, des complications telles que la splénectomie est rendue pratiquement impossible.

Parfois la suppuration n'apparaît pas dans la poche kystique, mais celle-ci néanmoins est longue à se cicatriser ; il persiste des fistules interminables. Ces dernières peuvent être combattues par des cautérisations énergiques ou des curetages de la cavité. Fick, en présence d'une cicatrisation qui ne se faisait pas, cautérisa la poche et la fistule avec du chlorure de zinc et produisit une fistule stercorale qui guérit spontanément. Braine, pour la même raison, dilata le trajet fistuleux et cureta la paroi kystique.

C'est pour remédier à ces inconvénients que M. Delbet inventa le procédé du capitonnage de la paroi kystique. Ce mode opératoire donna de bons résultats ; malheureusement il n'est pas toujours applicable. La partie inférieure thoracique gauche forme comme un rempart derrière lequel il est souvent impossible d'aller capitonner la paroi fibreuse du kyste, notamment lorsqu'on a affaire à un kyste ascendant ayant fait sa poussée principale du côté du diaphragme. D'autre part, M. Delbet lui-même reconnaît deux contre-indications formelles : la purulence du kyste, la calcification des parois. Or c'est dans ces derniers cas que la guérison est la plus longue à obtenir.

On a encore reproché à l'incision de laisser persister à l'intérieur de la rate un second kyste qui, passant tout d'abord inaperçu, continue par la suite à évoluer. Mais ce sont là des faits exceptionnels. Wilde (1) rapporte une observation où le kyste, resté inaperçu au moment de l'intervention s'ouvrit quelques jours après ; la guérison d'ailleurs fut obtenue.

Nous venons de voir successivement tous les accidents immédiats inhérents à la méthode de l'incision ; mais il en est d'autres qui parfois surviennent tardivement. C'est ainsi que, bien après la cicatrisation du kyste, on a signalé des douleurs persistantes. Chaintre les attribue aux adhérences qui réunissent la poche cicatrisée aux organes environnants. Dans d'autres cas, la guérison est obtenue depuis des années, l'état général du malade est excellent, lorsque peu à peu se fait une éventration de la paroi abdominale au niveau de la cicatrice. Celle-ci, moins résistante que les tissus normaux, finit par céder sous la pression constante des viscères, principalement s'il s'agit d'une personne se livrant à des occupations pénibles. Baraduc en rapporte un cas. Nous-mêmes nous avons pu observer dans le service de M. le professeur Jaboulay un malade qui, opéré il y a cinq ans pour un kyste splénique, entre actuellement à l'Hôtel-Dieu avec une énorme éventration. Voici d'ailleurs son observation que nous avons pu reconstituer :

OBSERVATION IX

Service de M. le professeur Jaboulay, Hôtel-Dieu, Lyon.

Jean N..., soixante-huit ans, courtier en vins, né à Lyon. Antécédents personnels : variole à dix ans.

(1) Wilde : *Deut. Arch. f. Klin. med.*, 1870, VIII p. 110.
(2) Baraduc : Th. Paris, 1898.

Antécédents héréditaires : nuls.

A l'âge de cinquante-deux ans, le malade, jusqu'alors bien portant, sent peu à peu ses forces diminuer. Il continue à vaquer à ses occupations habituelles, mais il se fatigue beaucoup plus vite qu'auparavant. Brusquement, en mai 1897, étant à Saint-Étienne, le malade est pris, à la suite d'un repas, de vomissements abondants et de douleurs abdominales très vives.

On le transporte à l'hôpital de Saint-Étienne où il reste deux jours. Là, on ne remarque rien d'anormal dans l'abdomen et le malade est traité pour indigestion. On lui administre des purgatifs.

Rentré chez lui, à Lyon, guéri de cette sorte d'indigestion, N... reprend ses occupations journalières; mais se sent beaucoup moins actif qu'auparavant. Son appétit est bon, mais ses digestions sont pénibles ; pas de vomissements, mais des douleurs abdominales et des coliques relativement fréquentes ; le malade remarque que son abdomen est tendu, ballonné.

En octobre de la même année, son état ne s'améliorant pas, il fait venir un médecin, lequel constate, malgré le ballonnement du ventre, une tuméfaction prédominante dans le côté gauche de l'abdomen et pense à l'existence d'un kyste soit du foie soit de la rate.

Le malade entre alors dans le service de M. le professeur Jaboulay, à l'Hôtel-Dieu de Lyon et est opéré quinze jours après son entrée; le diagnostic de kyste de la rate ayant été posé d'une façon définitive. Comme étiologie, on ne trouve absolument rien ; pas de traumatismes et, d'autre part, le malade n'a jamais été en contact avec des chiens. Le kyste est incisé en un seul temps ; il en sort un liquide abondant, couleur chocolat ; on draine et on fait un pansenent. Dans les jours suivants, la plaie laisse écouler du liquide en quantité de plus en plus faible, et un mois après l'intervention, le malade quitte l'hôpital. A ce moment, la plaie abdominale n'est pas entièrement fermée, mais la poche kystique est à peu près comblée, et aucun liquide ne vient plus souiller les pansements. Pendant tout son séjour à l'Hôtel-Dieu, N... n'eut jamais de fièvre ; sa température resta normale.

Après sa sortie, le malade revint de temps en temps dans le service de M. Jaboulay pour se faire cautériser et, six mois après l'intervention, la plaie était tout à fait cicatrisée ; la guérison obtenue.

Actuellement, c'est-à-dire cinq ans après son opération, nous trouvons ce malade dans le service de M. Jaboulay où il rentre pour une éventration de la paroi abdominale au niveau de la cicatrice, éventration survenue peu à peu, dit-il, à la suite de travaux et de marches plus pénibles que ceux faits habituellement.

Depuis sa sortie de l'hôpital, en décembre 1887, jusqu'à ces derniers temps, N... déclare s'être toujours bien porté. Son appétit était très bon et d'ailleurs l'est encore aujourd'hui. Ses digestions, pénibles avant l'intervention, sont, aussitôt après cette dernière, redevenues normales. Jamais de coliques Tendance à la constipation. En somme, état général excellent ayant permis à N... d'exercer sa profession comme auparavant.

En résumé, on peut dire que l'incision ou la marsupialisation, malgré les quelques inconvénients qu'elles présentent, constituent de bons procédés opératoires. Si l'on s'en tenait uniquement aux statistiques, on arriverait à cette conclusion que ce sont des interventions donnant des résultats peu brillants. Mais il faut tenir compte des cas opérés avant la période antiseptique et la mortalité qui, avant 1880, était de 50 p. 100 est tombée après cette époque à 30 p. 100; aujourd'hui elle est encore inférieure à ce chiffre. Cette opération; simple et de courte durée, expose moins la vie du malade que la splénectomie, opération longue et difficile, et est le plus souvent suffisante à produire la guérison. Ces seules considérations justifient amplement l'emploi de cette méthode.

CHAPITRE III

Extirpation du Kyste.

A un point de vue purement théorique, le seul traitement idéal, l'opération de choix des kystes spléniques est l'énucléation. Elle seule peut donner une guérison radicale sans priver l'organisme d'un organe jouant un rôle de défense incontestable. Le défaut de l'incision est de laisser persister la néoformation au milieu du tissu splénique ; la poche kystique ouverte, mais toujours existante, devient le siège d'une suppuration le plus souvent longue à tarir. Aussi la guérison est-elle loin d'être rapide et exige-t-elle du malade une résistance suffisante.

Le procédé de l'énucléation, en supprimant les parois du kyste, supprime du même coup les inconvénients dûs à leur persistance au niveau du tissu splenique. Malheureusement, il y a loin de la théorie à la pratique, et cette intervention, si parfaite *a priori*, perd à l'usage, un grand nombre de ses avantages. Tout d'abord, ses indications sont très limitées. « Elle ne peut s'adresser, dit Février, qu'aux cas où le kyste est plutôt juxta-splénique qu'intrasplénique, ayant son point de départ soit dans la capsule, soit au niveau du hile. » Ces sortes de kyste sont toujours plus ou moins pédiculés, et la section pure et simple du pédicule suffit à amener la guérison radicale. Dans ce cas, en effet, il serait complètement inutile et, par suite, nuisible d'enlever une rate probablement saine, le développement du kyste, d'après Besnier, se faisant au milieu du tissu cellulaire sous-péritonéal.

D'ailleurs ces faits sont d'une grande rareté ; nous pouvons cependant en citer une observation due à James Oliver :

OBSERVATION X (Résumée)

Kyste hydatique pédiculé de la rate. Ablation. Guérison.
(James Oliver, British. med. J., t. II, p. 13).

Une femme, de la Nouvelle-Zélande, mère de quatre enfants, vient consulter pour une petite tumeur centrale occupant le bas-ventre. A l'examen, on constate que cette tumeur est flasque et on pense alors à l'existence d'un kyste. On trouve de la matité au niveau d'une surface irrégulière s'étendant du pubis à une ligne joignant les deux épines iliaques antérieures et supérieures. Au toucher vaginal, utérus normal ; dans le cul-de-sac gauche on sent une tumeur qu'on reconnaît par un examen bimanuel attentif n'être autre que la tumeur découverte dans l'abdomen.

On considère alors cette tumeur comme un kyste du ligament large et son ablation est décidée.

Intervention. — En faisant l'incision abdominale habituelle, on trouve le kyste relié à la paroi antérieure de l'abdomen par des adhérences solides et nombreuses, depuis le pubis jusqu'à deux pouces de l'ombilic. En disséquant la tumeur, on trouve aussi des adhérences avec l'épiploon dans l'hypocondre gauche. L'épiploon est coupé dans toute sa largeur, après ligature. A part celles-là, il n'y a pas d'autres adhérences, pas même au bassin. Le kyste qui a la forme d'une outre de Florence est solidement relié par sa portion rétrécie au bord droit et inférieur de la rate. Avant de continuer l'opération, on évacue le contenu du kyste. Il s'en échappe un liquide de couleur jaunâtre, contenant des vésicules et dont la quantité peut être évaluée à trois pintes. On sent parfaitement la paroi du kyste se perdre dans le pédicule. Ce dernier qui a trois pouces et demi de long sur un demi de large est alors coupé et lié comme on lie les pédicules de kystes de l'ovaire.

La malade guérit sans accidents.

Si donc l'énucléation était réservée aux seuls kystes pédiculés ce serait là un procédé des plus exceptionnels. Mais il n'en est rien ; on l'a encore appliqué aux kystes à développement excentrique, nés près de la capsule, qui se portent en dehors et donnent à l'ensemble de l'organe un aspect bilobé. Les deux lobes de la tumeur sont réunis par un étranglement plus ou moins large, de sorte que le kyste est en général sessile. Ici, alors, l'opération n'a plus la même simplicité que dans le cas précédent. Il faut sectionner le tissu splénique et faire en somme une véritable splénectomie partielle, qu'on sectionne franchement le parenchyme de la rate ou qu'on fasse une sorte d'énucléation du kyste. Des sutures deviennent alors indispensables et nous savons avec quelle facilité le tissu splénique, mou et friable, se laisse déchirer chaque fois qu'on veut y passer des fils, de sorte qu'on est exposé à tous les inconvénients d'une hémorragie.

En un cas de ce genre, Bardenheuer eut une hémorragie peu abondante dont il se rendit facilement maître par les moyens ordinaires, sutures et thermocautère.

Nous résumons cette observation :

OBSERVATION XI

Résection partielle de la rate pour kyste (Bardenheuer, Deutsche med. Woch, 1890 n° 36 p. 801. — *Revue des sciences médicales* ; t. 37, p. 614. In Vanverts obs. 67, p. 186.

Femme de quarante-sept ans. Au commencement de 1890, éprouve de vives douleurs à l'hypocondre gauche ; un médecin constate une tumeur qu'il considère comme un kyste de l'ovaire gauche. Bardenheur voit la malade le 20 juin. Il trouve le petit bassin rempli par un kyste gros comme une tête d'enfant refoulant l'utérus en avant et à droite, peu mobile, retenu par des adhérences multiples. Il pense à un kyste de l'ovaire gauche ou du ligament large gauche.

Le 21 juin, incision exploratrice transversale sus-symphysienne, allant du bord externe du muscle droit du coté droit au tiers externe du ligament de Poupart du coté gauche. Libération des adhérences du kyste dans le bassin sans ouvrir la cavité péritonéale ; décortication extrapéritonéale du kyste impossible dans les parties supérieures ; il faut inciser la séreuse. En attirant à l'extérieur le kyste diminué de volume par la ponction on s'aperçoit qu'il provient de la rate.

L'auteur comprime la rate au-dessus du kyste et incise la partie attenante au kyste. Le parenchyme splénique fournit peu de sang ; la capsule en donne un peu au voisinage du hile. Quelques sutures, thermo-cautérisation, application d'iodoforme. La rate, diminuée d'un tiers, est abandonnée dans la cavité abdominale et reprend sa place dans l'hypocondre gauche. Suture complète de la plaie péritonéale, tamponnement de la cavité extra-péritonéale à la gaze stérilisée.

Suites simples. Pas de leucocytose. Quitte l'hôpital à la fin de la septième semaine. Disparition complète des douleurs.

Nous le voyons, ici, l'hémorragie fut a peu près insignifiante. Il n'en fut pas de même dans le cas opéré par Sniguirew où l'extirpation du kyste provoqua tout d'abord un effusion de sang très abondante. Sniguirew s'en rendit maître en cuisant les surfaces saignantes à l'aide d'un jet de vapeur d'eau chaude. Malheureusement la splénique fut piquée en suturant la rate et le jet de vapeur d'eau chaude n'arrêta cette nouvelle hémorragie qu'en thrombosant l'artère, de sorte que l'opérateur, redoutant une gangrène, eut recours à la splénectomie.

Voici cette observation résumée :

OBSERVATION XII

Kyste hydatique. Énucléation ; blessure accidentelle de l'artère splénique. Splénectomie. Guérison.

Sniguirew, de Moscou, *Semaine méd.*, avril 1895, in Mortureux, obs. 31.

La tumeur splénique est attirée en dehors; M. Sniguirew opère en appliquant son procédé d'hémostase par la vapeur d'eau chaude. L'extirpation du kyste n'est pas menée à bonne fin, parce qu'en faisant les points de suture, il pique l'artère splénique qui donne un fort jet de sang. Celui-ci fut arrêté immédiatement par l'action de la vapeur d'eau chaude. Malheureusement la vapeur avait agi avec trop d'intensité, l'artère splénique était pour ainsi dire cuite et thrombosée. Dans ces conditions on avait à redouter une gangrène de la rate, on fit la splénectomie.

Les suites opératoires furent des plus bénignes, l'opérée guérit sans avoir présenté la moindre réaction fébrile.

Ce moyen d'hémostase par la vapeur d'eau n'est pas de pratique facile et Sniguirew lui-même fait remarquer que le jet de vapeur peut dilacérer la pulpe splénique. Il vaut mieux avoir recours au procédé de Péan, lequel évite l'effusion considérable de sang en pratiquant la ligature successive des diverses branches de l'artère splénique, suivant la portion que l'on veut réséquer.

Enfin, nous pouvons encore citer une observation empruntée à la thèse de Vanverts où la résection partielle de la rate a été suivie de succès.

OBSERVATION XIII

Cas de résection de la rate pour kyste (*Fr. Fink. Zeitschrift für Heilkunde*, Prag., 1880, X, 353, in Vanverts, Obs. LXVI p. 186).

Garçon de quatorze ans, de bonne santé antérieure. Pas de malaria. Cinq mois avant son entrée à l'hôpital, il commença à souffrir dans la région de la rate; bientôt il s'aperçut de la présence d'une tumeur mobile dans la région épigastrique. Puis apparurent de la fièvre, des nausées, des vomissements et le malade fut obligé de rester au lit huit jours.

Ces phénomènes s'atténuèrent ensuite considérablement et l'état général devint assez bon. Cependant la tumeur continuait à s'accroître; le malade ressentait de la pesanteur et de la gène pour respirer dans le décubitus.

L'abdomen était tuméfié dans sa moitié gauche et renfermait une tumeur régulière de 25 centimètres de longueur. Le pôle supérieur de la tumeur atteignait l'arc costal gauche, le pôle inférieur s'étendait jusqu'à la ligne médiane. Consistance élastique, fluctuante. La tumeur était tellement mobile qu'on pouvait la refouler dans la moitié droite de l'abdomen. Les différents organes étaient sains. Hémoglobine normale.

Diagnostic : Kyste de la rate ou hydronéphrite du rein gauche

Opération : Incision médiane de 15 centimètres de longueur.

On constate que la tumeur siège à la partie inférieure de la rate, dont la partie supérieure semble normale. On résèque une portion de la rate, de façon à enlever le kyste en laissant la rate. Les cas de Péan et de Credé ont en effet montré que l'extirpation de la rate pour un kyste, produisait des troubles circulatoires. On sectionne donc une portion du ligament gastro-splénique.

Pendant les deux premiers jours, le pouls est un peu rapide. Trois semaines après, le malade se lève et quitte l'hôpital à la fin de la quatrième semaine. A ce moment, l'état général est bon, l'appétit est excellent : pas d'adénopathie, ni d'hypertrophie thyroïdienne.

Examen du sang. — G R = 3.740.000.
G B = 15.333.

Le malade se remet facilement au travail. Six mois après, la santé était excellente: pas de douleurs abdominales, sauf à gauche parfois; la matité de la rate est un peu augmentée.

Dans cette observation, comme dans les deux qui précèdent l'extirpation du kyste ne fut obtenue qu'en pratiquant une résection partielle de la rate. On ne chercha pas à énucléer du tissu splénique la cavité kystique qui y était incluse; on se contenta de faire l'ablation de la partie de la rate envahie par la néoformation, l'autre partie saine étant suturée et laissée en place.

Terrier, au contraire, en présence d'un kyste séro-sanguin, pratiqua l'énucléation typique. Il ne sectionna pas le tissu splénique, mais détacha la paroi kystique au ras de son insertion sur la rate. Comme nous pouvons le voir ci-dessous, cette opération fut suivie de succès :

OBSERVATION XIV (résumée).

TERRIER, 1891. — *Bull. et mém. de la Soc. de chirurgie*, 2 novembre 1892, p. 661).

Kyste séro-sanguin de la rate.

Mme G..., trente-trois ans, mariée, trois enfants. Accidents nerveux après ses couches. Fin avril 1891, apparition de légères douleurs de ventre localisées à gauche ; l'abdomen sembls grossir.

Examinée en octobre 1891, la malade présente les signes suivants :

Au niveau de l'ombilic, remontant au-dessus et au-dessous de cette cicatrice, existe une tumeur du volume du poing, dépassant la ligne médiane à droite de 4 centimètres, et se prolongeant à gauche de 10 centimètres environ. Cette tumeur est mobile de droite à gauche et de bas en haut. En haut et à gauche existe un large et solide pédicule qui remonte sous l'hypochondre. La tumeur est mate et résistante. Cette exploration est douloureuse surtout au niveau du pédicule.

On diagnostique un kyste, peut-être hydatique, de l'épiploon ou de la rate. Un point à noter, c'est que la malade disait souffrir de ce côté gauche, depuis le jour déjà ancien où, prenant une douche, un jet d'eau maladroitement lancé, vint la frapper juste au point où s'est développée la tumeur actuelle. Pour Mme G..., il y a une relation absolue entre cette contusion et la lésion actuelle.

Opération le 16 novembre 1891. — Incision médiane sus et sous-ombilicale ; le péritoine ouvert, on repousse l'épiploon, l'estomac et les anses grêles de l'intestin ; on arrive alors sur une tumeur arrondie, adhérente de tous côtés à l'épiploon gastro-splénique ; ces adhérences furent assez facilement détruites. La tumeur couleur rouge brun, fut ponctionnée et on retira du sang avec des caillots; du reste, la poche kystique se déchire et le liquide s'écoule par cette déchirure. C'est un liquide noirâtre qui devient rutilant à l'air. La tumeur demi-vidée, le trocart s'étant obstrué par des caillots, la néoformation fut attirée au dehors et l'on vit qu'il s'agissait d'un kyste de la rate. Ce kyste semble formé par un décollement de la capsule et occupe la face concave de la rate un peu hypertrophiée.

Excision avec les ciseaux de toute la paroi kystique et au ras de son insertion sur la rate; puis cautérisation de la section et de la surface splénique incluse dans le kyste avec le thermocautère.

La rate replacée dans l'hypocondre et le péritoine bien essuyé on fit la suture de la paroi à trois étages. L'opération avait durée cinquante-six minutes.

Les suites immédiates furent excellentes, sauf des douleurs vives le premier jour; mais le quatrième jour la température monta par suite de l'apparition d'un abcès au niveau des deux points de suture, abcès qui fut suivi d'une induration profonde et d'accidents généraux, de vomissements rebelles, évidemment réflexes.

Cette induration disparut à la longue sous l'influence des révulsifs (vésicatoires volants répétés). Le 20 décembre, la malade se lève et elle retourne chez elle le 30 décembre.

La convalescence est presque terminée à la fin de janvier 1892 et Mme G... se portait fort bien en février et mars 1892. En avril, après un long voyage et un deuil de famille, Mme G. offre quelques accidents thoraciques. En mai, un de ses enfants se jetant sur elle, lui contusionne la région splénique qui depuis lors est douloureuse.

J'ai revu Mme G... hier (1892) et ai constaté la persistance d'une hypertrophie légère de la rate, avec un peu de douleur à la pression; du reste il n'y a plus de tumeur et l'état général est assez bon, quoique la malade soit toujours fort nerveuse.

L'examen du kyste a été fait avec soin; le liquide est constitué par du sang coagulé (fibrine) et du sérum contenant des globules rouges et blancs, ceux-ci en proportion normale.

La paroi est formée de tissu conjonctif à fibres intriquées, présentant des dépôts calcaires par places ; sa face intérieure était tomenteuse et recouverte de fibrine.

Mais cette énucléation totale de la poche kystique n'est pas toujours possible, il faut alors se contenter d'en réséquer une partie et l'on marsupialise le reste comme nous pouvons nous en rendre compte dans l'observation suivante :

OBSERVATION XV

Kyste hydatique de la rate : ablation partielle du sac. Guérison (Ch.-J. Lyons, in Cras, obs. 8, p. 81.)

Jeune femme indienne de dix-huit ans, anémique ; tumeur remplissant la totalité de la partie gauche de l'abdomen et arrivant à trois pouces de l'ombilic ; cette tumeur est mobile et fluctuante.

Ponction exploratrice : issue d'un liquide clair, couleur paille.

Opération. — Anesthésie au chloroforme. Incision oblique au-dessous du rebord des fausses côtes. On arrive sur le péritoine adhérent au bord externe de la rate, on fait alors une incision dans la rate qui donne issue à une grande quantité de liquide de kyste hydatique : quatre litres environ. On résèque la plus grande partie possible du sac, on place un gros drain et on lave avec une solution chaude d'acide borique. Des lambeaux de membrane sortaient chaque jour.

L'opération amena un soulagement immédiat et la malade ne voulut même pas attendre une guérison complète. Au bout de peu de temps, elle repartit, conservant une petite fistule, la cavité kystique presque entièrement comblée.

Quoiqu'il en soit, le danger considérable de ce genre d'intervention est l'hémorragie abondante, difficile à tarir. Aussi beaucoup d'auteurs ne la considèrent-ils que comme applicable dans les très rares cas de kystes pédiculés. Réservée à ces seuls faits, c'est une opération excellente dont les suites sont aussi simples que possible. Mais lorsqu'on veut l'appliquer aux kystes sessiles qui tout en faisant saillie à la surface de la rate sont profondément enfoncés dans le parenchyme, elle devient redoutable. D'ailleurs, dans ces cas, des adhérences nombreuses de la poche kystique aux organes voisins viennent le plus souvent la rendre tout à fait impraticable. Aussi, bien que dans les kystes sessiles non adhérents, alors qu'on a pu éviter l'effusion considérable de sang, l'énucléation soit un bon procédé, il vaut cependant mieux recourir à une autre intervention. Contrairement à ce qu'ont prétendu certains auteurs, il n'est pas toujours facile de rester maître de l'hémorragie et nous concluons en rapportant ces paroles de M. Tédenat au *XIVe Congrès français de chirurgie de Paris 1901* : « Dans les kystes faisant nettement saillie, mais sessiles, en énucléant le kyste, on entame le tissu splénique; d'où des hémorragies qui se reproduiront, car les fils ne tiennent pas dans le tissu splénique fragile et facile à déchirer; à plus forte raison cela arrivera-t-il si on veut décoller la paroi d'un kyste profond pour en faire la résection partielle. Je l'ai tenté jadis à plusieurs reprises pour des kystes du foie, non sans de grandes difficultés d'hémostase et je ne suis pas disposé à recommencer. »

CHAPITRE V

Splenectomie.

Notre intention n'est pas de faire ici l'historique de la splénectomie ; nous la trouvons complète dans la thèse de Vanverts et nous ne pourrions, par suite, que répéter ce qui déjà a été dit. Cependant, nous croyons utile de faire remarquer que, bien que la chirurgie de la rate, telle qu'elle existe aujourd'hui soit de date récente, les premières tentatives opératoires remontent à une époque déjà reculée. En 1681, un chirurgien habile, Viard, avait, chez deux individus blessés dans le côté gauche, extirpé la rate qu'il avait trouvée changée de place et desséchée ; en Angleterre, on trouve une observation analogue. Mais pendant longtemps encore, les chirurgiens n'osent s'attaquer qu'aux lésions traumatiques de la rate, alors que l'ablation de cet organe leur est absolument imposée par l'état de la blessure. Il fallait les perfectionnements de toute la chirurgie contemporaine pour permettre de plus grandes audaces. Enhardis par les heureux résultats obtenus par la splénectomie dans les blessures de la rate, les chirurgiens n'hésitent plus à avoir recours à ce procédé pour essayer d'obtenir la guérison des kystes et des tumeurs. Ici, en effet, peut s'appliquer une intervention impraticable dans les cas de kystes hydatiques du foie. A l'encontre de ce dernier viscère, la rate n'est pas un organe indispensable à la vie, et lorsqu'elle sera infectée et détruite presque complètement, soit par les échinocoques, soit par la formation d'une vaste poche séro-sanguine, son ablation deviendra la méthode la plus sûre.

Nous avons vu, dans le cours de ce travail, que la ponction est un moyen infidèle et dangereux, devant être complètement laissé de côté ; que l'incision avec marsupialisation, tout en étant un bon procédé, donne une guérison lente, incertaine, exposant le malade aux inconvénients de l'éventration ainsi qu'aux périls de la septicémie et de l'épuisement dus à une longue suppuration ; que l'incision sans drainage avec capitonnage n'est pas applicable à tous les cas et que l'extirpation du kyste est un moyen d'exception. Il nous reste maintenant à rechercher si l'*ultima ratio*, la splénectomie, nous offre au point de vue thérapeutique des conditions meilleures.

La première question à résoudre, lorsqu'il s'agit de l'ablation d'un organe est de rechercher quelles sont les modifications apportées dans l'économie par la suppression des fonctions physiologiques de cet organe.

Pour obtenir la solution de ce problème, il est nécessaire tout d'abord de s'adresser à l'expérimentation. De nombreuses et intéressantes recherches ont été faites sur ce sujet. Le rôle hématopoïétique de la rate étant accepté, on recherche les conséquences de la splénectomie sur l'organisme par l'examen du sang. Cette étude fut faite par Laudenback (1), prosecteur de physiologie à l'Université de Kiew. Dans un premier groupe d'expériences dans lesquelles la rate était extirpée, sans qu'il fut fait de saignées, il remarqua que dans tous les cas il y avait des altérations plus ou moins fortes dans la composition du sang. (Elles consistent dans la diminution de l'hémoglobine, des parties solides et des globules rouges). Dans sa seconde expérience, cette diminution progressive se termina par la mort de l'animal, au milieu de crises d'asthme violent avec tous les symptômes d'asphyxie, ce qui prouvait, dit-il, qu'il mourait par manque d'hémoglobine dans le sang (« on peut expliquer l'asthme par l'irritation du centre respiratoire, par un sang trop pauvre en oxygène, l'hémoglobine ayant diminué trop fortement »).

Ces expériences l'amènent à cette conclusion : « Quand la rate est extirpée, l'organisme est privé d'un organe aidant à la formation de l'hémoglobine ainsi qu'à la maturation des globules rouges et l'activité compensatrice de la moelle osseuse qui prend une part non douteuse à la formation des globules rouges, n'est pas du tout suffissante à remplacer la fonction éliminée de l'organe ».

Dans une secondes série d'expériences, il examine le temps nécessaire à la régénération du sang, chez les animaux privés de la rate, après des saignées plus ou moins considérables ; et il arrive aux résultats suivants : chez les animaux où la saignée est faite aussitôt après l'extirpation de la rate, la régénération se fait aussitôt que chez les animaux normaux; à ce moment l'activité compensatrice

(1) *Archives de physiologie normale et pathologique*, 1896, p. 693, 1897, p. 200, 385 et 398.

des appareils hemopoïétiques suffit; mais si les saignées sont répétées après régénération du sang, celle-ci se fait beaucoup plus lentement, peut même n'être pas suffisante. L'hémoglobine demande un temps toujours plus long pour sa régénération que les globules rouges.

Si nous rapprochons ces résultats expérimentaux des perturbations que l'on a observées chez l'homme, dans la la composition du sang, après splénectomie, nous sommes frappés de voir combien est grande l'analogie avec le premier groupe d'expériences. Dans l'observation de M. Hartmann (1), voici l'examen du sang fait par M. Vaquez :

	GR	Hémoglobine	Leucocytes
24 février, veille de l'opération	3.400.000	600	4.260
5 mars, 4 jours après l'opération	3.800.000	85	7.000
Fin mars.	3.250.000	80	6.400
17 avril	3.726.000	84	6.000
3 juin	3.480.000	100	7.200

Dans une observation de M. Dieulafoy (2), on constate que le nombre des globules rouges à baissé considérablement, que le nombre des globules blancs a doublé après la splénectomie.

Jusqu'au vingtième jour les globules rouges ont diminué, puis ont progressivement augmenté jusqu'au quatre-vingt-sixième jour et ont repris leur taux normal.

Dans ces deux observations, comme dans la plupart des expériences de Laudenback, la régénération du sang s'est faite assez rapidement. Aussi comprenons-nous que

(1) Congrès français de chir. Paris 1860 in Vanverts 102.

(1) Clin. med. de l'Hôtel-Dieu de Paris, T. III. Leçon V in Mortureux Thèse de Paris, 1900, p. 80.

plusieurs auteurs, Hahn et Vanverts en particulier, considérant ces troubles comme inconstants et de courte durée, n'aient pas vu là une contre indication à la splénectomie.

En 1897, au *Congrès international de médecine de Moscou*, Jonnesco étudia lui aussi l'influence de l'extirpation de la rate sur l'organisme, et, au point de vue de l'examen du sang aboutit aux mêmes constatations que Laudenbach. Mais de plus il envisagea la question sous un autre jour. « Conduit, dit-il, par l'idée que la rate, comme toute autre glande de l'économie peut avoir un rôle dans la destruction ou la fabrication des toxines, j'ai cherché à élucider ce point par l'examen de la toxicité urinaire avant et après la splénectomie. J'ai fait cet examen par deux voies parallèles, l'une pouvant contrôler l'autre, en me servant d'urines des malades porteurs de rates hypertrophiées et des urines de chiens que j'ai splénectomisés ensuite.

Le résultat de ces expériences a toujours été affirmatif, montrant une notable diminution de la toxicité urinaire autant chez l'homme splénectomisé que chez les chiens auxquels j'avais extirpé la rate. Les premiers résultats obtenus par cette voie ont déjà été publiés au *dernier congrès de chirurgie de Paris* et plusieurs fois à la *Société médicale de Bucarest*. Je me bornerai donc à une courte énumération des résultats obtenus par l'examen de l'urine après la splénectomie.

J'ai constaté chez quatre chiens splénectomisés que le coefficient uro-toxique, qui, avant l'opération était de 50 à 60 centimètres cubes, s'était abaissé après la splénectomie à 75-95 centimètres cubes.

Chez les malades splénectomisés, on observa la même hypotoxicité post-opératoire, en sorte que le coefficient uro-toxique qui, avant l'opération, variait entre 40 à 50 centimètres cubes, s'abaissa, après la splénectomie à 80-90 centimètres cubes.

Dans un seul cas cette hypotoxicité ne se montra pas pendant les premiers jours qui suivirent l'opération, elle fut même remplacée par une hypertoxicité; cela est dû soit à un réveil de l'impaludisme (il s'agissait d'une rate malarique), soit à une complication fébrile post-opératoire (broncho-pneumonie, congestion pulmonaire, amygdalite). Avec la disparition de ces intoxications temporaires disparait aussi l'hypertoxicité urinaire, cédant la place à l'hypotoxicité urinaire qui est de règle après la splénectomie.

Le cas du malade observé par moi (*Congrès international de médecne de Moscou*, 1897), contribue à son tour à démontrer la valeur de cette constatation. Chez lui, en effet, le coefficient uro-toxique avant l'opération était de 85 centimètres cubes; cette hypotoxicité pré-opératoire s'explique par le fait qu'une grande partie de la rate était détruite par le kyste, ainsi que physiologiquement une grande partie de la rate ne fonctionnait plus. Après la splénectomie, cette hypotoxicité s'éleva tellement qu'elle corrobore la loi que j'ai énoncée.

En effet, après la disparition de la congestion pulmonaire, le coefficient uro-toxique fut de 160 centimètres cubes.

Je puis donc affirmer et poser comme loi l'hypotoxicité après la splénectomie, restant à rechercher l'explication de ce fait.

La rate est-elle un laboratoire de toxines ou bien par le fait de l'extirpation de la rate enlevons-nous une des voies de l'élimination des toxines?

Je ne crois pas dans le rôle de la rate comme éliminatrice des toxines parce que les splénectomisés, malgré l'hypotoxicité urinaire, voient leur santé florissante, et, loin de souffrir à cause de cette diminution de quantité des toxines éliminées, ils paraissent au contraire en bénéficier. Je croirai plutôt que la rate est un laboratoire de toxines et que l'hypotoxicité de l'urine après la splénectomie s'explique par l'enlèvement de cet organe...

J'en conclus que la splénectomie est indiquée dans les cas de kystes hydatiques de la rate. »

Cependant des expériences récentes tendent à démontrer que la splénectomie ne semble pas aussi innocente qu'on le croyait, au moins à assez longue échéance. Dans sa thèse de Lyon, 1901, Beau recherchant le rôle de la rate dans les intoxications végétales et minérales splénectomisent un grand nombre de cobayes. Il constate alors qu'il ne lui est pas possible de conserver un seul animal dératé plus de deux mois, et cela sans lésions macroscopiques nettes.

De plus, les cobayes opérés depuis vingt-quatre ou quarante-huit heures résistent mieux à certaines intoxications, la strychnine, par exemple, que ceux qui sont splénectomisés depuis quinze ou vingt-huit jours.

Il est donc probable que la rate, par son chimisme interne agit sur les phénomènes intimes de la nutrition; c'est ce qui explique comment chez les animaux dératés récemment où le chimisme de l'organisme n'est pas encore très modifié, la résistance à certains alcaloïdes existe comme chez les animaux témoins, tandis que plus tard la résistance diminue.

Ces expériences ne peuvent actuellement avoir une grande portée, d'autant plus que le même expérimentateur démontre que le cobaye résiste mieux à l'intoxication par l'ésérine. Aussi, tout en arrivant à cette conclusion que la splénectomie ancienne paraît surtout influencer les intoxications alcaloïdiques alors qu'au contraire la splénectomie récente semble modifier l'évolution des intoxications minérales, Beau termine de la façon suivante :

« La nécessité de nouvelles recherches s'impose aux expérimentateurs ; nous croyons qu'il est difficile, pour le moment, de définir, d'une manière précise, le rôle de la rate dans la défense de l'organisme contre les intoxications et, à plus forte raison, de chercher à en élucider la nature.

Enfin, depuis 1876, la rate fut encore étudiée à un autre point de vue. Bon nombre d'auteurs se donnèrent pour but d'arriver à la connaissance de sa teneur en fer et tentèrent de démontrer par là le rôle d'entretien qu'elle jouerait dans l'économie.

D'un autre côté, MM. Gachet et Pachon (1), de Bordeaux, reprirent une idée émise pour la première fois en 1862, par Schiffen.

Ces auteurs considèrent la rate comme un organe à sécrétion interne, à fonction pancréatogène. « La substance splénique, concluent MM. Gachet et Pachon, injectée dans les vaisseaux d'un animal dératé va influencer d'une

(1) *Archives de physiologie normale et pathologique*, 898, p. 13 3.

manière élective, à travers l'organisme, un organe déterminé, le pancréas, dont elle transforme la protrypsine en trypsine, ferment actif. » Pour eux, ce serait un organe indispensable à la digestion, puisqu'ils considèrent la protrypsine comme inactive.

Mais ces questions de ferments et de pro-ferments, aussi bien d'ailleurs que celles de la teneur en fer de la rate sont des plus obscures. Les résultats positifs, admis par les uns, sont niés par les autres, et par suite dans l'état actuel de la science, il nous est impossible de conclure à ce sujet d'une façon définitive.

Laissons donc de côté la physiologie et les expériences de laboratoire, et voyons ce que nous enseigne la clinique. Cette dernière, contrairement à ce que nous étions en droit de supposer d'après les recherches précédentes nous démontre que la rate n'est pas un organe indispensable à l'existence.

Dès 1678, cette constatation est faite par Nicolas Mathias, sur son opéré qu'il retrouve après six ans, bien portant. Les faits de ce genre sont assez nombreux aujourd'hui pour qu'on puisse conclure chez l'homme à l'innocuité de l'ablation de la rate.

Il faut reconnaître cependant que les débuts de la splénectomie ne furent pas heureux. La plupart des auteurs, Cazanova et Poulet, Chauvel et Tachard entre autres, considéraient cette opération comme difficile et dangereuse. Aujourd'hui cette opinion s'est modifiée et ayant appris à connaître les causes de la mortalité, nous avons appris également à les faire disparaître.

Meilleure technique opératoire et appréciation approfondie des cas opérables, telles sont les raisons des succès actuels.

Nous ne parlerons pas des divers procédés autrefois mis en pratique, ni des modifications qui y furent apportées. Nous nous contenterons d'indiquer les principales règles, formulées d'une façon magistrale par MM. Péan et Jonnesco.

L'opération comprend cinq temps :

Premier temps. — Incision de la paroi abdominale sur la ligne médiane (Wassilyow) ou le long du bord externe du muscle droit, à gauche (Tuffier, L. Wells). L'incision parallèle au rebord costal (Ruggi) doit être rejetée.

Deuxième temps. — Dégagement de la rate. La main, introduite dans l'abdomen, contourne la rate, détruit les adhérences et l'attire au dehors. Les tractions doivent être très prudentes et ne sont pas sans danger à cause de la ténacité et de l'abondance des hémorragies que détermine la rupture des adhérences, ce qui prolonge l'acte opératoire, de la déchirure de la rate et de la rupture des vaisseaux spléniques, fragiles chez les leucémiques et les paludiques. Il peut y avoir aussi syncope par tiraillement du plexus solaire. Il est peut-être préférable pour éviter ces tiraillements, si possible, de lier et de sectionner le pédicule splénique et d'extraire ensuite la rate de l'abdomen (Tricomi, Spanton).

Troisième temps. — Ligature et section du pédicule. Importante en raison du nombre et du volume des vaisseaux spléniques. Aucune difficulté, à moins d'un pédicule très court et profondément situé. Hémostase provisoire par pinces placées en deux rangées parallèles par hauteur successive, de façon à étreindre toute la hauteur du pédicule et remplacées plus tard par des fils. La section est faite entre les deux rangs de pinces. Il n'y a pas de sang dans le péritoine.

Il est inutile d'isoler les nerfs des vaisseaux du pédicule pour ne pas les lier. La queue du pancréas peut être liée sans inconvénient, mais faire attention à l'estomac. On laisse les pinces deux ou trois jours (Spanton) dans les cas où le pédicule est profond et les vaisseaux friables.

Il est aussi inutile et souvent impossible de fixer le pédicule au niveau des lèvres de la plaie abdominale, à moins de doutes sur l'hémostase ou l'asepsie du moignon. Ne pas essayer de tordre le pédicule pour le réduire en une seule masse avant ligature; les vaisseaux pourraient se rompre (veine splénique: S. Wells); faire attention au ligament suspenseur de la rate (Jonnesco).

Quatrième temps. — Révision de la loge splénique. Avant de suturer la plaie abdominale, s'assurer que l'hémostase est complète. S'il y a un point saignant, employer les moyens ordinaires. S'il y a un peu de suintement, tamponnement antiseptique, drainage.

Cinquième temps. — Fermeture de la plaie abdominale. Procédés ordinaires, suture à trois étages.

Tel est le manuel opératoire de la splénectomie. Naturellement, on le modifiera suivant les circonstances; par exemple si le kyste est volumineux, on le pontionnera avant de l'extraire.

L'autre motif pour lequel la splénectomie donne actuellement des résultats heureux est, avons-nous dit, la plus juste appréciation des cas opérables. Tous les kystes spléniques ne se présentent pas sous le même aspect, et la valeur de l'opération radicale varie avec les particularités de chacun d'eux.

1° Il y a des cas très faciles, ce sont ceux où la rate est absolument libre, le pédicule très long. Ici le succès est assuré à peu près sûrement.

2° Le plus fréquemment on se trouve en présence de cas moyens. Le kyste est adhérent aux organes voisins, mais ces adhérences sont peu nombreuses ou faibles. La splénectomie est encore indiquée; l'opération sera plus difficile que précédemment, mais il sera permis néanmoins d'espérer une terminaison heureuse.

3° Enfin voici les cas très difficiles. Il existe une véritable symphyse de la rate et des organes environnants. L'opération radicale tentée dans ces conditions devient alors une intervention des plus dangereuses; le décollement des adhérences amène l'épuisement du malade par une prolongation anormale de la durée de l'opération et par des hémorragies incoercibles qui commencent pendant l'intervention et continuent après la fermeture du ventre. Aussi aujourd'hui tous les chirurgiens sont-ils d'accord pour considérer ces faits comme non justiciables de la splénectomie.

Ce qui autrefois chargeait si lourdement la mortalité opératoire, c'était la non-observation de cette condition anatomo-pathologique : l'existence d'adhérences trop étendues, trop serrées, constituant une contre-indication formelle à l'ablation de la rate. Le pronostic, en effet, est complètement différent suivant que l'on a affaire à une tumeur kystique mobile ou fixe. Alors que dans le premier cas la mortalité par splénectomie est presque insignifiante, dans le cas suivant, au contraire, elle devient considérable. La conclusion s'impose donc : abandonner la splénectomie dans les kystes fortement adhérents et avoir recours dans les faits de ce genre à l'incision qui devient l'opération de choix.

Enfin il est une contre indication incontestable c'est un état général par trop précaire. Il n'est pas douteux que, si le malade est en proie à une cachexie avancée, il lui sera impossible de supporter une opération longue et laborieuse.

Maintenant que les indications de la splénectomie sont posées d'une façon précise, étudions les observations dans lesquelles les auteurs la mirent en pratique et voyons les résultats obtenus. De cette façon nous pourrons nous rendre compte de la valeur de ce procédé opératoire et en apprécier les conséquences ; la physiologie ne nous ayant donné à ce sujet que des renseignements incomplets.

Vanverts, dans sa thèse inaugurale, rassemble dix-sept opérations de splénectomie faites pour kystes de la rate ; il y eut deux morts. A ces observations nous pouvons joindre les suivantes :

OBSERVATION XVI

(*Gaz. méd. de Picard.*, 1898)

MOULONGUET. — *Kyste hydatique de la rate. — Splénectomie. Résultat. — non signalé dans l'observation.*

OBSERVATION XVII

(CARNABEL, Société de chirugie de Bucarest, 1899).

Kyste hydatique de la rate. — Splénectomie. — Guérison. Suites opératoires simples.

OBSERVATION XVIII

(SLAVTCHEFF, *Med. Napriedak Sofia*, 1900, I, 571-578.)

Kyste hydatique de la rate. — Splénectomie. — Résultats favorables.

OBSERVATION XIX

(ROUTIER *Bull. et mém. soc. de chirurg. de Paris*, 1900, XXVI, p. 280. XIVe *congrès français de chirurg. de Paris*, 1901)

Hématome de la rate avec kystes hématiques

Femme de vingt-quatre ans. Dans le flanc gauche, tumeur volumineuse dépassant la ligne médiane de deux travers de doigt environ et arrivant à deux travers de doigt de l'épine iliaque antérieure et supérieure. Malgré ses dimensions cette tumeur est mobile.

Santé générale bonne; pas de paludisme. Examen du sang et des urines normal.

Il y a dix ans que cette jeune femme, alors étudiante en médecine, a vu cette tumeur apparaître Une grossesse survenue cinq ans après l'apparition de la tumeur fut menée à terme sans aucune complication. Pendant tout ce temps le volume de la rate resta stationnaire.

Depuis six mois la tumeur augmente considérablement et et c'est ce qui décide M. Routier à intervenir.

Opération : 15 janvier 1900. — Splénectomie par incision médiane sus et sous-ombilicale.

La rate énorme est cachée par l'épiploon adhérent à la tumeur et au diaphragme; cet épiploon est parcouru par des vaisseaux énormes, gros comme le pouce, à parois minces, diaphanes; il semble qu'ils vont crever si on y touche.

Cependant l'épiploon est lié et peu à peu la rate est amenée au dehors, mais bien qu'elle parut si mobile, cette manœuvre n'est pas facile et ne peut pas être faite complètement. On se voit obligé de faire un pédicule sur la rate avec un caoutchouc qui coupe le tissu, mais au moins ensuite peut-on lier le vrai pédicule splénique avec du gros catgut, ce qui permet d'extirper ce qu'on avait laissé de la rate, fragment comparable à une rate saine.

M. Routier dut en outre porter une forte ligature sur la queue du pancreas qui saignait abondamment. Suture parfaite de la paroi.

Examen de la tumeur : Poids, 3.500 grammes; tumeur développée au dépens du pôle inférieur de la rate; surface péritonéale lisse. Le tissu splénique est remplacé par des nappes de fibrine et par des caillots en partie organisés. Par places, kystes hématiques. Pas la moindre trace de néoplasme.

La malade a entièrement guéri et se porte parfaitement.

Nous rassemblons donc ainsi vingt observations de splénectomie totale faite pour kystes de la rate, sans distinction aucune de la nature du kyste. Or, sur ces vingt cas, il en est dix-neuf dont les résultats sont connus d'une façon positive, celui de Moulonguet seul ayant eu des suites opératoires non mentionnées. Si, d'après ces faits, nous cherchons à établir une statistique pour nous rendre compte des dangers de l'opération, vous voyons que sur dix-neuf opérations, deux furent suivies de mort, ce qui nous donne une mortalité de 10,5 p. 100.

Mais cette mortalité, bien diminuée déjà, puisqu'en

1895, Hahn donnait le chiffre de 18 p. 100 et Vanverts en 1898 celui de 16,5 p. 100, est-elle imputable tout entière à la splénectomie ?

Aucun détail n'est donné sur l'observation de Durante (obs. 56, th. Vanverts). L'autre cas de mort (obs. de Le Dentu), (in Vanverts, obs. 58) au contraire peut être analysé. Il n'est pas douteux que le malade succomba au choc. Il venait de subir l'incision et la marsupialisation d'un kyste du foie ; d'autre part la splénectomie ne fut pratiquée que par suite de l'impossibilité de fixer la poche splénique qui se déchirait et dans le but d'arrêter l'effusion considérable de sang.

On peut donc espérer que les chirurgiens ayant à opérer des kystes de la rate trouveront des cas plus favorables que celui de Le Dentu, et n'auront pas toujours à compter avec les méfaits d'une ponction antérieure. Celle-ci en effet compromet singulièrement les résultats de l'intervention comme nous l'avons déjà vu diminuer les chances de guérison apportées par l'incision du kyste.

D'autre part, si nous savons distinguer d'une façon exacte les cas opérables de ceux qui ne le sont pas, nous pouvons envisager la mortalité de la splénectomie avec plus de confiance que nos prédécesseurs.

Dans le cas de Jonnesco, l'ablation de la rate fut suivie de guérison bien qu'il y eut des adhérences multiples et solides. Mais c'est là un fait exceptionnel, qui doit être oublié. On doit s'imposer comme règle générale la ligne de conduite suivante : Renoncer à toute tentative de splénectomie dès que l'on constate des adhérences nombreuses et résistantes. La déchirure de ces dernières en effet est longue ; elle amène une perte de sang considérable et prolonge dangereusement la durée de l'opération. Dans ces cas l'intervention de choix est l'incision du kyste et non l'ablation totale de la rate qui parfois peut être couronnée de succès, mais qui le plus souvent est suivie de mort.

Il nous reste maintenant à étudier les divers cas de guérison rapportés par nous et voir quels furent les troubles morbides, passagers ou durables, survenus dans l'état général des malades après ablation de la rate.

Nous pouvons tout d'abord affirmer que ces phénomènes ne sont pas constants, il est des observations où ils n'ont pas été notés ; de plus, lorsqu'ils existent, ils se présentent avec un caractère essentiellement transitoire.

Le rôle hématopoiétique de la rate ayant été démontré d'une façon incontestable par les expériences physiologiques, les recherches cliniques furent tout naturellement dirigées dans ce sens et l'examen du sang fut fréquemment pratiqué chez les opérés de splénectomie au cours de leur convalescence.

D'une façon générale, on note les modifications suivantes : *Diminution de l'hémoglobine et des globules rouges ; augmentation des globules blancs.*

Ainsi chez le malade de Credé (obs. 61, th. Vanverts), huit jours après l'opération, le nombre des globules blancs est notablement augmenté. Il en est de même pour l'opéré de Thornton (obs. 62, th. Vanverts).

Spencer Wells (obs. 64, th. Vanverts) fait l'examen du sang après l'intervention et en obtient les constatations suivantes : globules rouges, 4.500 000 ; globules blancs, 7.060 ; hémoglobine, 75 à 80 p. 100.

Vallegia (obs. 73, th. Vanverts) étudie le sang de son

malade avant et après l'opération et recueille ces renseignements :

Avant l'opération : 1 GB, p. 380, GR.
— — Hémoglobine 80.
Après l'opération : 1 GB, p. 300, GR.
— — Hémoglobine, 80,3.

Donc pendant la convalescence il y a eu augmentation du nombre des globules blancs par rapport aux globules rouges ; mais contrairement à la règle nous notons une légère augmentation de l'hémoglobine.

Ghetti (observ. 75, th. Vanverts), Hartmann (observ. 76), th. Vanverts), Jonnesco (1) font les mêmes constatations ; de plus dans leurs observations il y a une diminution notable de l'hémoglobine.

Dans le cas de Hahn, au contraire, le nombre des leucocytes est considérablement inférieur à la normale.

Enfin dans les faits cités par Fehleisen et Mas (observ. 63 et 65, th. Vanverts) le sang ne subit aucune modification.

Il est certain que ces phénomènes sont imputables en grande partie à l'ablation de la rate. Néanmoins la perte de sang occasionnée par l'opération doit bien également jouer un rôle dans la production de ces faits.

Des hypertrophies ganglionnaires ont de même été assez fréquemment mentionnées ; principalement à la suite de splénectomies pratiquées pour traumatismes de la rate (Krabbel, Trendelenbourg). Dans le cas de Crédé,

(1) Jonnesco : *Congrès internat. de méd.*, Moscou, 1897, sect. de chirurg.

le malade n'eut pas de gonflement ganglionnaire, mais il présenta une tuméfaction visible de la thyroïde.

A quoi attribuer ces adénopathies multiples ? Faut-il y voir l'indication que ces ganglions sont le siège d'une suractivité fonctionnelle destinée à suppléer la rate ? La question est difficile à trancher. Mais pourquoi cette action vicariante et le gonflement ganglionnaire qui en serait la manifestation n'existent-ils pas dans tous les cas ? Les mêmes remarques peuvent être faites à propos des douleurs chez quelques opérés au niveau des os longs et qui révéleraient une suractivité de la moelle.

Parmi les autres symptômes imputés à la splénectomie, il faut citer une sorte d'anémie (Obs. 61, th., de Vanverts) accompagnée d'amaigrissement, de faiblesse, de somnolence, de douleurs dans l'abdomen et dans les membres. Parfois même on constate des troubles psychiques passagers, mais, d'après Lewerens ces phénomènes seraient plutôt un signe d'épuisement qu'une conséquence directe de l'extirpation de la rate.

Tels sont les principaux troubles morbides constatés à la suite de la splénectomie et à ce sujet M. Février s'exprime ainsi : « Nous ne savons pas si dans l'avenir les interventions en se multipliant révéleront des troubles fonctionnels spéciaux, comme cela est arrivé pour la thyroïdectomie. Bornons-nous pour le moment à constater que les phénomènes observés et imputés à l'extirpation de la rate sont essentiellement inconstants et transitoires ».

Dans bon nombre d'observations, en effet, les suites opératoires sont des plus simples et l'intervention n'est suivie d'aucunes modifications dans l'état général du malade. La guérison s'obtient rapidement et semble se maintenir d'une façon définitive. Des splénectomisés sont revus des mois (obs. 70, 77, Th. Vanverts) et même des années (obs 61, 65, Th. Vanverts) après l'opération et leur état de santé est resté excellent.

Donc, d'après l'étude clinique, on peut affirmer que la privation de la rate est parfaitement compatible avec la santé et que la splénectomie est une opération légitime.

D'ailleurs certains auteurs et entre autres Jonnesco (2) ont prétendu que la rate dans laquelle s'était développée un kyste était le plus souvent physiologiquement détruite et que par suite son ablation ne pouvait entraîner dans l'organisme aucune modification fâcheuse.

En 1890, dans la *Revue de chirurgie*, M. Chaintre soutenait l'opinion absolument opposée.

« Un kyste hydatique de la rate, écrivait-il, n'est pas un néoplasme attaquant la constitution intime de l'organe. Le tissu splénique peut être refoulé, comprimé mais être néanmoins sain et, bien que les fonctions de la rate paraissent assez obscures: est-on en droit d'enlever un organe que l'incision conserve, tout en assurant une aussi complète guérison ? »

Ces théories, absolument contraires, peuvent cependant être vraies toutes deux suivant les cas observés. Si l'on a affaire à un kyste volumineux à parois épaisses, présentant des adhérences de tous côtés, le tissu scléreux a peu à peu envahi la rate et étouffé les éléments nobles. L'organe est alors physiologiquement détruit; sa disparition

(1) Février. XIVe congrès de chirurgie Paris 1901.
(2) Jonnesco. Congrès international de méd. de Moscou, 1897.

anatomique n'apportera aucun changement dans l'organisme. Au contraire, s'il s'agit d'un kyste périsplénique ou même intra-splénique, peu volumineux, non adhérent, le tissu de la rate est refoulé, comprimé, mais non détruit. Son abblation entraînera la suppression brusque de la fonction physiologique. Donc, au point de vue purement théorique, la splénectomie serait indiquée dans le premier cas et contre-indiquée dans le second. Or, en pratique, c'est absolument l'opposé qui doit avoir lieu.

Nous avons vu, en effet, qu'une des contre-indications formelles de l'ablation de la rate était l'existence d'adhérences nombreuses et solides; au contraire cette opération peut être tentée chaque fois que la rate est mobile. Quelle est donc la ligne de conduite à suivre?

Les observations de splénectomie à la suite de ruptures de la rate, nous ont montré que la cessation brusque des fonctions physiologiques de cet organe ne déterminait pas de troubles manifestes de la santé. Il nous est donc permis en présence d'un kyste n'ayant pas complètement détruit le tissu splénique et n'étant pas, d'autre part, justiciable de l'extirpation, d'avoir recours à ce procédé opératoire.

Nous arrivons alors à cette conclusion que la splénectomie est indiquée chaque fois que la tumeur kystique est mobile et ne peut être enlevée seule ; qu'elle est contre-indiquée toutes les fois qu'il y a des adhérences nombreuses et fortes ou que l'état général du malade est trop faible pour pouvoir supporter une opération longue et difficile.

CONCLUSIONS

Les kystes de la rate, livrés à eux-mêmes, constituent toujours une affection dangereuse. Quel que soit le mode d'évolution suivi par la tumeur kystique, la terminaison est le plus souvent fatale ; mais un pronostic si sombre peut être amélioré par le traitement chirurgical ; aussi, en présence d'un kyste splénique, l'intervention est-elle toujours indiquée.

Quatre procédés sont à la disposition du chirurgien ; ce sont la ponction simple ou suivie d'injections modificatrices, l'incision ou la marsupialisation, l'extirpation, la splénectomie.

La ponction, ainsi que toutes les interventions dérivant de ce mode opératoire doivent être abandonnées d'une façon absolue. Dans la grande majorité des cas, elles mettent la vie du malade en danger.

Donc, dès que le diagnostic de kyste splénique est porté, la laparotomie s'impose. L'ouverture de la paroi abdominale permet d'apprécier *de visu* les particularités de la tumeur, ses rapports avec les organes voisins et c'est seulement alors qu'il est possible de discerner avec fruit quelle est la meilleure conduite à tenir.

Les kystes, au point de vue de leurs caractères anatomo-pathologiques peuvent être rangés en trois catégories et à chacune de ces catégories correspond un traitement de choix.

1° Le kyste est franchement pédiculé, l'intervention la plus sage et la meilleure sera l'extirpation de la poche kystique. La guérison se fera toujours très rapidement. Malheureusement ces cas de tumeurs avec pédicules sont excessivement rares et ce mode opératoire ne pourra jamais être qu'un procédé exceptionnel. Tenter de l'employer lorsqu'on a affaire à un kyste, non plus périsplénique, mais intra-splénique, c'est s'exposer à provoquer une effusion considérable de sang dont il est souvent difficile de se rendre maître.

2° *a*) Le kyste est volumineux, présente de nombreuses et solides adhérences avec les organes voisins; de plus il est développé en plein tissu splénique. Ici il ne faut pas songer à l'extirpation, pas plus d'ailleurs qu'à la splénectomie; la seule intervention rationnelle est l'incision ou la marsupialisation. Le plus souvent, ce procédé amènera la guérison, mais celle-ci se fera lentement, et il y aura toujours à craindre l'apparition d'une suppuration prolongée, pouvant même parfois produire la mort par cachexie. Un autre inconvénient de cette méthode est la possibilité de négliger un deuxième kyste, lequel alors continue à évoluer.

Enfin l'incision est encore indiquée lorsque, le kyste étant mobile ou ne présentant que de faibles adhérences, l'état général du malade est trop précaire pour pouvoir supporter une opération sérieuse, entraînant une perte de sang assez considérable et privant par la suite l'économie d'un organe de défense.

b) Lorsque, le procédé de la marsupialisation ayant été employé, des accidents septiques surviennent, on doit tenter de les combattre soit par l'agrandissement des incisions primitives, assurant de la sorte un drainage plus parfait, comme cela fut réalisé dans le cas de M. le professeur agrégé Pollosson, soit par la splénectomie. Il arrive parfois, en effet, que les symptômes de septicémie s'aggravant, cette dernière opération s'impose; malheureusement il est toujours difficile de juger d'une façon exacte à quel moment cette intervention, devenue nécessaire, est encore possible; le plus souvent, lorsque seule elle serait capable d'améliorer l'état du malade, sa réalisation est impraticable.

3° Le kyste est intrasplénique, mais la rate est mobile; aucunes adhérences ne la fixent aux organes voisins; de plus, le porteur de cette tumeur est un individu robuste, résistant. La splénectomie devient alors ici l'opération de choix. Elle se fera sans difficulté et d'autre part l'expérience clinique a montré que l'extirpation de la rate n'entrainait pas dans l'économie des modifications importantes ou durables. La guérison sera donc obtenue d'une façon radicale et rapide.

INDEX BIBLIOGRAPHIQUE

ADELMAN. — Die Wandlungen der splenectomie seit dreizig Jahren, *Arch. f. Klin. chir.*, Bd XXXVI H, p. 486.

ANDRAL. — Précis d'anatomie pathologique, t. II, p. 431 (1829).

BALDASSARE (S.). — L'influenza della splenectomia sull' attivita di alcune funzioni e sullo sviluppo di taluni organi : ricerche sperimentali eseguite sulle pecore, *Riv. internaz d'Ig. e di Org. opoterap. Napoli*, 1901, XII, 163.

BARADUC. — Traitement des kystes hydatiques abdominaux, th. Paris, 1898.

BEAU. — Du rôle de la rate dans les intoxications expérimentales, thèse Lyon, 1901.

BERGMANN. — Kyste hydatique de la rate chez un enfant de dix ans Berlin, *Klin Woch.*, 16 juillet 1889.

BESNIER. — Pathologie de la rate, Dict. encyclop. des sc. méd. art. « rate », 1879.

BESSEL-HAGEN. — Ein Beitrag zur Milzchirurgie Verhandl. d. deutsch. gessellsch. f. chir., Berlin, 1900, XXIX, th. 2, 714.

BLUM. — Extirpation de la rate, *Rev. crit. Arch. génér. de méd.*, 1883, 7 s. XI.

BOUILLY. — Discussion sur le traitement des kystes hydatiques de la rate, *Bull. Soc. chirurgie*, Paris, nov. 1892.

BOVER (J.-W.). — Splenectomy: with a report of two cases. Indian M. Rec., Calcutta, 1900, XVIII, 389-393.

CASANOVA et POULET. — Contribution à l'histoire et à la thérapeutique des kystes hydatiques de la rate, *Revue de chirurgie*, Paris, 1888.

CHAINTRE. — Kyste hydatique de la rate, laparotomie, fixation de la rate à la paroi abdominale, drainage, guérison, *Rev. de chirurgie*, Paris, 1890, 811.

CHAMPENOIS. — Kystes hydatiques du foie, thèse de Paris, 1896.

CHAVIER. — Kyste hématique de la rate, *Bull. med. Paris*, 1902, XVI, 24-25.

CIRILLO (G.). — Splenectomia per cisti da echinococco della milza. Contributo alla casuistica. *PUglia med. Bari*, 1901, 21, VIII, 3-12, 2 fig.

CRAS. — Etude sur les kystes hydatiques de la rate, th. Bordeaux, 1896-1897.

CREDÉ. — Extirpation de la rate pour kyste, *Arch. für Klin chir. von Languenbeck, Berlin*. Bd XXVIII, 1882, p. 2.

DALLAS. — Sur Un cas de splénectomie, *Rev. med. pharm.*, Constant., 1900, XIII, 121-123.

DALINGER (A.-P.). — Un cas de splénectomie avec résultats favorables, *Med. obozr.*, Mosk., 1901, LVI, 733-738.

DEGAILLE. — Kyste hydatique de la rate, *Bull. Soc. anat.*, Paris, 1850, 112.

FEHLEISEN. — Deux opérations de kyste hydatique de la rate, Berlin, *Klin. Woch.*, n° 25, 18 juin 1889.

FÉVRIER (Ch.). — Chirurgie de la rate, XIVe Congrès français de chirurgie, Paris, 1901.

GACHET. — *Archiv. de phys. normale et patholog.*, 1898, p. 363.

GALLOZI. — Due osservazioni non comuni di cisti di echinococco della milza, *Atti d. r. Accad. med. chir.*, Napoli, 1900, LIV, 102.

HAHN. — Kyste hydatique de la rate, splénectomie, *Soc méd. de Berlin*, 12 et 26 juin 1895.

HERZEN. — Influence de la rate sur la digestion pancréatique, *Central f. med. Win.*, 1877, 2, p. 435.

JASINSKI (S.). De la splénectomie, XIIIe Congrès international de XL, 673-677.

JONNESCO (T.). — Splenectomie, XIIIe Congrès international de médecine, sect. de chir. gén., 1900, Paris, 1901, Compte rendu, 259-260.

KLIPPEL et LEFAS. — Observation relative à des kystes séreux multiples de la rate et des reins. Soc. anat. de Paris 1897.

LAINÉ. — Kystes hydatiques de la rate, th. de Paris, 1888-1889.

LANDENBRACH. — *Arch. de physiologie normale et pathologique*, 1896, p. 693, 1897, p. 200-385 et 398.

LEFÈRE. — Recherches sur les kystes hydatiques de larate, th. Paris, 1895.

LEJARS. — Les kystes hématiques de la rate et de la région splénique, XIVe Congrès français de chir., Paris, 1901.

LENOËL. — Kystes hydatiques de la rate, th. de Paris, 1879.

LÉONTE. — Sur la chirurgie de la rate, XIVe Congrès français de chir., Paris, 1901.

LEPRÉVOST. — Kyste hydatique de la rate, *Bull. Soc. de chir.*, t. XV, p. 279, 1889.

MAGDELAIN. — Des kystes séreux et acéphalocystes de la rate, th. Paris 1868.

MARCHANT. — Note sur la chirurgie de la rate, XIVe Congrès français de chirurgie, Paris, 1901.

MORESCHI et GHETTI. — Kyste séro-sanguin *Gaz. degli osped. e delle cliniche*, p. 1257, 4 octobre 1896.

MORTUREUX (M.). — Des kystes hydatiques de la rate, th. Paris, 1899-1900.

PÉAN. — *Union médicale*, nos 141 et 142, 1867.

POTEREL-MAISONNEUVE. — Des kystes séreux de la rate, th. Bordeaux, 1898.

QUÉNU. — Traitement des kystes hydatiques du foie et de la rate, *Bull. Soc. chir.*, avril 1889.

ROUTIER. — Hématomes de la rate, splenectomie, guérison, XIVe Congrès français de chir., Paris, 1901.

ROBIN. — Article « rate » (physiologie), Dict. encyclop. Dechambre.

SLAVTCHEFF. — Un cas d'échinococcus et d'hypertrophie de la rate guéri par splenectomie, *Med. Napriedak*, Sophia, 1900, I, 571-575.

SNIGUIREW. — Enucléation d'un kyste hydatique de la rate pratiquée avec l'aide de la vapeur d'eau chaude, *Sem. med.*, 17 avril 1895.

TÉDENAT. — Kystes hydatiques de la rate, XIVe Congrès franç. de chir., Paris, 1901.

TRINKLER. — Kyste hydatique solitaire de la rate, *Revue de chirurgie*, 1894, p. 107, Paris.

VANVERTS. — De la splenectomie, th. Paris, 1897.

VITAL. — Kystes de la rate, *Gaz, des hôpitaux*, 1874.

VIVENZA. — Contributio alla diagnostica della cisti da echinococca della milza, in spirimentato,, 1895, no 13.

WASSIGEW. — Kyste hydatique de la rate, *Centralblat. f. chir.*, 1886, p. 175.

Lyon. — Imp. A. Storck et Cie, 8, rue de la Méditerranée.

www.ingramcontent.com/pod-product-compliance
Ingram Content Group UK Ltd.
Pitfield, Milton Keynes, MK11 3LW, UK
UKHW012241240726
13966UKWH00003B/1204